RECHERCHES

SUR UN

NOUVEAU GROUPE DE TUMEURS

DÉSIGNÉES SOUS LE NOM

D'ODONTOMES

PAR

M. PAUL BROCA

PROFESSEUR DE PATHOLOGIE EXTERNE A LA FACULTÉ DE MÉDECINE DE PARIS,
MEMBRE DE L'ACADÉMIE IMPÉRIALE DE MÉDECINE,
CHIRURGIEN DE L'HOPITAL SAINT-ANTOINE.

PARIS

P. ASSELIN, SUCCESSEUR DE BÉCHET JEUNE ET LABÉ

LIBRAIRE DE LA FACULTÉ DE MÉDECINE

Place de l'École-de-Médecine

1867

RECHERCHES

SUR UN

NOUVEAU GROUPE DE TUMEURS

DÉSIGNÉES SOUS LE NOM

D'ODONTOMES

PAR

M. PAUL BROCA

PROFESSEUR DE PATHOLOGIE EXTERNE A LA FACULTÉ DE MÉDECINE DE PARIS,
MEMBRE DE L'ACADÉMIE IMPÉRIALE DE MÉDECINE,
CHIRURGIEN DE L'HOPITAL SAINT-ANTOINE.

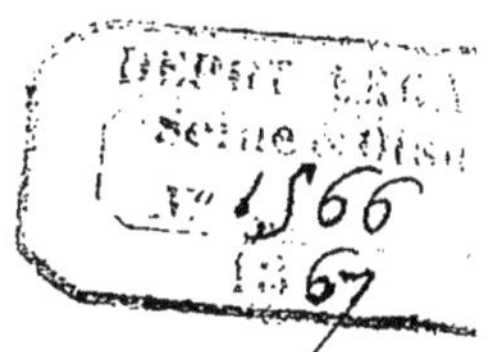

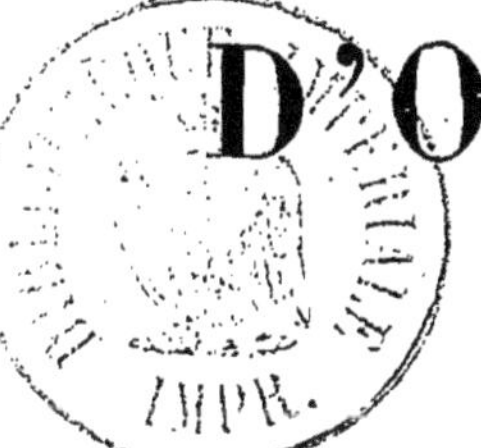

PARIS

P. ASSELIN, SUCCESSEUR DE BÉCHET JEUNE ET LABÉ
LIBRAIRE DE LA FACULTÉ DE MÉDECINE
Place de l'École-de-Médecine
—
1867

Corbeil typ. et stér. de Crété.

PREMIÈRE PARTIE

DES ODONTOMES EN GÉNÉRAL.

§ 1. — Définition.

Différences des odontômes et des tumeurs des dents. — Je désigne sous le nom d'odontômes les tumeurs constituées par l'hypergénèse des tissus dentaires transitoires ou définitifs.

Les odontômes sont essentiellement la conséquence d'un trouble de nutrition survenu pendant l'évolution des bulbes dentaires : c'est ce que désigne le mot *hypergénèse* dont je me sers pour les définir. On l'emploie quelquefois, par extension, pour indiquer la formation des éléments en excès, dans un tissu qui devient le siége d'une hypertrophie ou d'une production homœomorphe similaire. Ainsi, par exemple, on dit que, dans les hypertrophies des glandes et dans les adénômes, il y a hypergénèse des culs-de-sac glandulaires et dé leurs épithéliums; à ce compte, l'hypergénèse jouerait un rôle dans la formation de la plupart des tumeurs. Mais la signification primitive de ce mot était beaucoup plus restreinte et plus précise. Breschet, à qui il est dû, s'en servait pour désigner l'excès de déve loppement congénital des organes, et le définissait : « une déviation organique tenant à une augmentation de la force formatrice. » Je ne donnerai pas cette définition comme un modèle; mais elle prouve du moins que dans l'origine le mot hypergénèse s'appliquait à des troubles de *formation* ou de *génèse*, et non aux troubles qui peuvent survenir dans les organes parvenus au terme de leur développement.

C'est dans ce sens, parfaitement conforme à l'étymologie, que je fais figurer l'hypergénèse dans la définition des odontômes.

Les hypergénèses proprement dites sont ordinairement congénitales, parce que la plupart des organes achèvent leur évolution pendant la vie intra-utérine ou très-peu de temps après la naissance. Mais quelques organes, au nombre desquels les dents doivent être citées en première ligne, continuent à parcourir les phases de leur formation pendant la vie extra-utérine, à tel point que les dents de sagesse ne terminent leur évolution qu'à l'approche de l'âge adulte. La définition que j'ai donnée des odontômes ne doit donc pas faire naître l'idée que ces tumeurs soient congénitales. Elles peuvent l'être, selon toutes probabilités, mais je n'en connais pas encore d'exemple.

Les odontômes peuvent se former partout où existe une dent en voie de développement. Les germes dentaires anormaux, qui se rencontrent quelquefois soit dans les mâchoires, soit en dehors des mâchoires, peuvent donc devenir le siége de ces tumeurs ; ils y sont même beaucoup plus exposés que les germes normaux, et on le concevra sans peine, si l'on songe qu'ils sont déjà eux-mêmes le résultat d'un excès de formation.

Lorsqu'une dent humaine est complétement développée, elle ne se prête plus à la formation d'un odontôme. Le phénomène de la dentification, il est vrai, n'est pas encore parvenu à son terme. Quoique la dent ne change plus de volume, la couche d'ivoire continue à s'accroître, jusque dans un âge avancé, aux dépens de la cavité dentaire. Mais cette dentification profonde s'effectue au sein d'une cavité à parois inextensibles, et, si quelquefois la dentine en excès, au lieu de former des couches concentriques, s'accumule sur un point de la paroi de manière à constituer une tumeur intradentaire, celle-ci, toujours extrêmement petite, détermine l'atrophie de la pulpe, mais ne peut faire à l'extérieur la moindre saillie.

D'autres tumeurs, non moins différentes des odontômes, peuvent également se former chez l'homme sur des dents adultes. Ainsi, l'irritation produite par une carie de la couronne peut provoquer dans le périoste dentaire un travail pathologique, par suite duquel des couches plus ou moins épaisses de cément se déposent sur la racine ; ce même périoste dentaire peut en outre devenir le siége de diverses productions accidentelles hypertrophiques ou néoplastiques ; et la pulpe enfin peut, lorsque la cavité dentaire est largement ouverte par suite d'une carie ou d'une fracture, s'hypertrophier et constituer des tumeurs assez curieuses.

Toutes ces *tumeurs des dents*, qu'elles soient internes ou externes, qu'elles proviennent de la pulpe ou du périoste dentaire, doivent être entièrement séparées des odontômes. Elles s'en distinguent tout à fait par leurs caractères cliniques, mais, ce qui est plus décisif encore, elles en diffèrent essentiellement par leur origine et par leur évolution. L'odontôme est le résultat d'une maladie de l'appareil odontogène et non de la dent elle-même ; cette maladie consiste en un excès de formation des tissus odontogéniques ou des tissus dentaires, en un travail d'ampliation ou d'expansion, tantôt général et tantôt partiel, qui a le plus souvent pour conséquence une augmentation très-considérable du volume du bulbe, et qui, dans les cas les plus légers, amène au moins une déformation notable de cet organe. Et lorsque les lésions de structure qui accompagnent ce travail d'hypergénèse ne sont pas assez profondes pour porter atteinte aux propriétés des tissus générateurs de la dent, lorsque ceux-ci deviennent le siége d'une dentification plus ou moins régulière, la masse dentaire qui leur succède offre presque toujours un très-grand volume et une forme qui n'a rien de commun avec celle d'une dent ; quelquefois, il est vrai, la maladie du bulbe n'étant que partielle, la dent se forme dans toutes ses parties et peut ne pas excéder beaucoup son volume normal ; mais elle est toujours rendue plus ou moins difforme par la présence d'une tubérosité irrégulière, qui correspond au point où le bulbe a été malade. L'odontôme le plus simple, le plus circonscrit, entraîne donc toujours l'existence d'une difformité, ou plutôt d'une malformation de la dent ; tandis que les tumeurs des dents, quels qu'en soient le siége et la nature, laissent toujours subsister la conformation normale de la couronne et des racines.

Il résulte, de ce qui précède, que l'odontôme est essentiellement constitué par un trouble du développement de la dent, et ne peut naître que pendant les périodes de formation. Chez l'homme, chez beaucoup d'autres mammifères, la dent une fois formée, une fois sortie de son alvéole, n'est plus exposée à cette affection. Mais dans certaines espèces animales la période de formation des dents se prolonge bien au delà de l'époque de leur éruption. Les incisives des rongeurs, n'ayant jamais de véritables racines, croissent pendant toute la vie ; les molaires du cheval, sans posséder au même degré cette propriété de croissance continue, s'allongent d'une manière notable, malgré l'usure de leur couronne, pendant un temps qui n'a pas été rigoureusement déterminé, mais qui est certainement de plus d'une année après leur éruption (1). Il serait facile de citer d'autres exemples. Si donc, au lieu de considérer seulement les dents humaines, nous considérons les dents en général, l'époque de

____

(1) On ne confondra pas cet accroissement réel avec l'accroissement apparent qui résulte de l'issue progressive de la dent hors de son alvéole.

l'éruption d'une dent ne pourra plus être indiquée comme la dernière limite de la période pendant laquelle elle pourra devenir le siége d'un odontôme, et nous dirons dès lors que cette limite est, pour chaque dent, l'époque où la pulpe, emprisonnée dans une racine, ne peut plus se développer ni en longueur ni en largeur.

La nature des odontômes a été méconnue jusqu'à une époque toute récente. Cela tient sans doute en partie au peu de fréquence de ces tumeurs, et à la grande diversité des formes qu'elles peuvent revêtir; mais ce qui a surtout empêché les chirurgiens de les reconnaître, c'est l'incertitude des notions qu'ils possédaient sur les phénomènes intimes de l'évolution des bulbes dentaires. Aujourd'hui encore, quoique les recherches des micrographes aient répandu le plus grand jour sur ces questions délicates, les connaissances qu'ils ont acquises sont loin d'être vulgarisées. Je pourrais donc craindre de n'être pas compris de la majorité de mes lecteurs, si je ne faisais précéder l'histoire des odontômes d'une étude détaillée de l'anatomie et de la physiologie des bulbes dentaires.

§ 2. — Anatomie et physiologie des bulbes dentaires.

Les follicules dentaires de l'homme se composent d'une paroi membraneuse en forme de poche, et d'un contenu solide qui consiste en deux petits corps, savoir : 1° *le bulbe* ou *organe de l'ivoire ;* 2° l'*organe de l'émail*, ou *germe de l'émail*, appelé aussi l'*organe adamantin*.

La paroi folliculaire (fig. 5, *f, f*) ne forme pas un sac complet; c'est une espèce de bourse dont le fond correspond à la muqueuse gingivale, et dont le goulot ou *col, c, c*, situé à l'opposite, au fond de l'alvéole ou de la gouttière alvéolaire, s'insère circulairement sur la *base* du bulbe. Celui-ci occupe donc l'extrémité profonde du follicule; par sa base, qui est dans l'origine sa partie la plus large, il se continue, à travers le col du follicule, avec les tissus vasculaires subjacents.

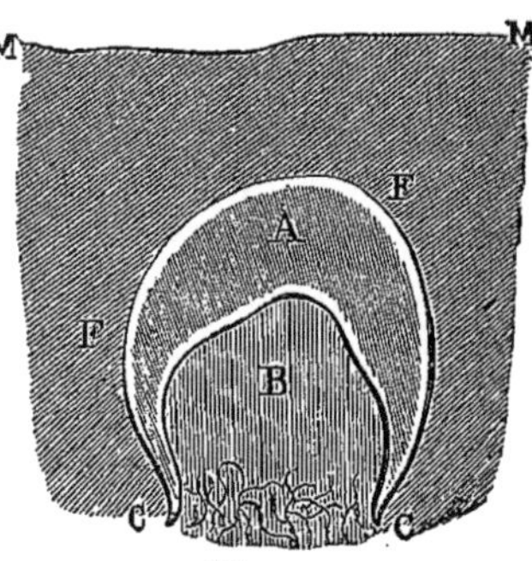

Fig. 1.

Coupe schématique d'un follicule dentaire chez l'embryon humain. MM, muqueuse gingivale. FF, paroi du follicule. CC, col du follicule, embrassant la base du bulbe. B, le bulbe, dont la base se continue avec les tissus vasculaires subjacents. A, organe de l'émail.

Le reste de sa surface, libre d'adhérence, fait saillie dans l'intérieur du follicule, et tout l'intervalle qui est compris entre cette surface intra-folliculaire et la paroi du bulbe, est rempli, chez l'homme, par l'organe de l'émail *a*. Chez les herbivores pachydermes, tels que les ruminants, les solipèdes, etc., un troisième corps, appelé l'*organe du cément*, s'interpose entre la paroi du follicule et l'organe de l'émail, qu'il enveloppe comme celui-ci enveloppe le bulbe.

Je diviserai le développement des dents en quatre périodes. Cette division, qui rendra ma description plus facile, aura en outre l'avantage de servir de base à la classification des odontômes.

Je désignerai ces quatre périodes sous les noms suivants : 1° période *embryoplastique* ; 2° période *odontoplastique* ; 3° période *coronaire* ; 4° période *radiculaire*.

1° *Période embryoplastique*. Le bulbe fait saillie dans la cavité du follicule comme une sorte de papille, dont la forme annonce déjà celle de la future couronne dentaire, et dont le sommet est surmonté d'un nombre de mamelons égal à celui des cuspides de cette couronne. A cette époque le bulbe ne renferme ni vaisseaux ni fibres. Il se compose d'une gangue amorphe légèrement grenue, où sont dispersés des noyaux ovoïdes, longs de $0^{mm},007$ à $0^{mm},008$, un peu moins larges, grisâtres et semblables aux noyaux fibro-plastiques du tissu conjonctif en voie de formation (V. *fig.* 2, *c*).La plupart de ces noyaux toutefois n'ont pas de nucléoles, mais vers la base du bulbe le nombre des noyaux nucléolés devient plus considérable, et ils ont déjà de la tendance à s'allonger en corps fibroplastiques fusiformes ou étoilés, tendance qui se manifestera surtout dans la période suivante.

L'organe de l'émail, beaucoup plus mou que le bulbe, se compose comme lui d'une gangue amorphe, renfermant des éléments fibroplastiques. Privé de fibres et de vaisseaux, ne devant sa continuité qu'à une matière amorphe gélatineuse, l'organe de l'émail se dissocie promptement après la mort, et devient tout à fait liquide. C'est ce qui a fait croire qu'il y avait dans les follicules dentaires une couche de liquide interposée entre le bulbe et la paroi ; mais ce n'est qu'un effet cadavérique. On conçoit toutefois qu'un organe aussi mou, aussi fragile, qui n'a ni vaisseaux ni fibres, soit exposé à se ramollir et à se fondre sous l'influence des maladies du bulbe ou du follicule, et que, résorbé plus tard par les vaisseaux du follicule, il laisse à sa place une cavité close, susceptible de se développer en kyste. Telle est l'origine des kystes dentaires dont je n'ai pas à m'occuper ici.

Les éléments fibro-plastiques de l'organe de l'émail consistent en des corps fusiformes ou étoilés dont les angles se terminent en prolongements filiformes (voy. *fig.* 3, *a*). En outre, la face superficielle de cet organe est recouverte d'une couche unique de cellules épithéliales pavimenteuses, qui tapisse la face interne de la membrane du follicule, et qui se retrouve constamment sur les parois des kystes dentaires.

Dans la période que je viens de décrire, les tissus odontogéniques possèdent déjà, sans aucun doute, des caractères qui permettent de les reconnaître aisément sous le microscope. Mais leurs éléments n'offrent pas encore de types spéciaux. Ils ne diffèrent pas d'une manière absolue de ceux que l'on rencontre dans beaucoup d'autres organes embryonnaires, et ils peuvent être considérés comme n'étant que des variétés des éléments fibro-plastiques ou embryoplastiques ordinaires. Voilà pourquoi j'ai cru pouvoir désigner cette première période sous le nom de période embryoplastique.

Les éléments spéciaux qui feront les frais de la dentification n'étant pas encore formés, une maladie survenant à cette époque peut faire perdre aux tissus odontogéniques la propriété d'évolution qui leur est normalement dévolue. Aussi les odontômes dont le début remonte à la période embryoplastique n'ont-ils aucune tendance à la dentification. Leur tissu ne subit que l'évolution commune des tissus embryoplastiques ordinaires. Il peut rester à l'état fibro-plastique ou passer à l'état fibreux ; et telle est l'origine de la *première variété d'odontômes*, à laquelle je rattache les tumeurs des mâchoires décrites par Dupuytren sous les noms de corps fibreux et de tumeurs fibro-celluleuses des mâchoires. Je les décrirai sous le nom d'*odontômes embryoplastiques*.

2° *Période odontoplastique*. Elle est caractérisée par la naissance des deux éléments spéciaux qui précèdent et amènent la formation des tissus définitifs de la dent. C'est alors, en effet, que l'on voit apparaître, en deux rangées distinctes, les *cellules dentinaires* et les *cellules de l'émail*.

Les *cellules dentinaires*, dites encore cellules *de la dentine* ou *de l'ivoire*, constituent dans la couche superficielle du bulbe une rangée unique, continue, et parfaitement régulière. Ce sont des cellules allongées, cylindriques ou prismatiques, longues de $0,^{mm}02$ à $0^{mm},04$, larges de $0^{mm},007$ à $0^{mm},01$, et pourvues d'un noyau peu apparent qu'on rend visible par l'action de la glycérine. Ce noyau ovoïde ou sphérique est presque aussi large que les cellules. Les cellules dentinaires, parallèles entre elles et dirigées perpendiculairement à la surface du bulbe, affectent une disposition qui rappelle celle des bâtonnets de la rétine ou des cellules de l'épithélium cylindrique (*fig. 2, b*).

La rangée des cellules dentaires forme une couche continue à la surface du bulbe ; toutefois elle reste séparée de cette surface par une couche mince de matière amorphe, qui forme l'enveloppe la plus extérieure du bulbe et qu'on a désignée, à tort ou à raison, sous le nom de *membrane préformative* (*a*).

La membrane préformative et la rangée des cellules dentaires constituent ensemble la *couche corticale du bulbe*. Le reste du bulbe prend dès lors le nom de *pulpe dentaire*, en subissant des modifications de structure, dont la principale est la vascularisation. De petits vaisseaux capillaires pénètrent dans la base du bulbe, et se prolongent dans la pulpe, dont ils n'atteignent cependant pas la surface. En même temps le nombre des noyaux embryoplastiques qui passent à l'état de corps fusiformes ou étoilés continue à s'accroître, surtout vers la base du bulbe, et déjà ces corps fibro-plastiques, pourvus de prolongemements filiformes, commencent à s'agencer de manière à donner naissance à une petite quantité de tissu conjonctif, qui se montre surtout autour des vaisseaux.

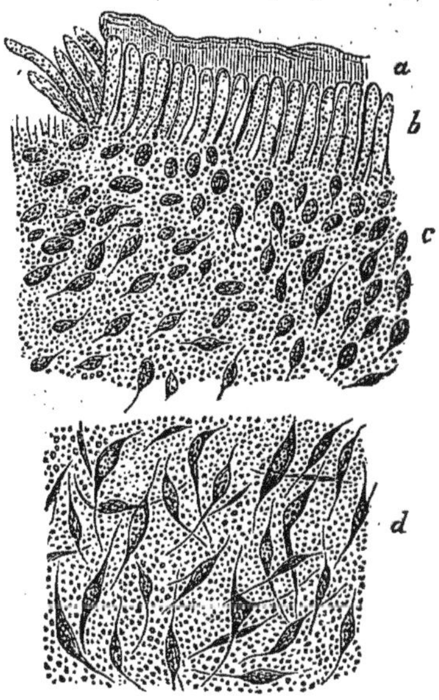

Fig. 2.

Structure du bulbe dentaire dans la période odontoplastique (seconde molaire inférieure d'un enfant né avant terme), 400 diamètres.

a, couche externe amorphe ou membrane préformative.

b, rangée des cellules dentinaires.

c, pulpe dentaire formée de noyaux embryoplastiques.

d, une autre partie de la pulpe, près de la base du bulbe. Les noyaux embryoplastiques se sont allongés en corps fusiforformes. Quelques-uns sont étoilés.

Enfin, quoique la dentification proprement dite ne soit pas encore commencée, et quoique les dépôts de matière minérale ne doivent s'effectuer avec régularité que dans la période suivante, on trouve déjà quelquefois, dans les parties de la pulpe qui avoisinent la couche corticale, de petits *grains dentinaires*, sur lesquels nous reviendrons tout à l'heure.

Pendant que s'effectue le développement des cellules dentinaires, on voit naître à la face profonde de l'émail une couche de cellules spéciales qui reposent sur la face externe de la membrane préformative, et qu'on appelle les *cellules de l'émail*. Larges seulement de 0^{mm},003 à 0^{mm},005, et six à huit fois plus longues, rectilignes, à peu près prismatiques, assez régulières, et étroitement serrées les unes contre les autres, elles rappellent bien mieux encore que les cellules dentinaires la disposition des bâtonnets de la rétine (*fig.* 3, *b*).

L'appareil odontcgénique possède dès lors tous les éléments qui concourent à la formation des tissus définitifs de la dent. A partir du moment où existent les deux couches des cellules de la dentine et de l'émail, la dentification est virtuellement commencée. Elle peut être retardée par des circonstances pathologiques, mais, à moins que les couches en question ne soient détruites ou profondément désorganisées, elle doit s'effectuer tôt ou tard. Les odontômes qui débutent pendant la période odontoplastique, et que j'appellerai odontômes odontoplastiques, diffèrent donc de ceux de la période précédente par la propriété qu'ils possèdent de se prêter avec plus ou moins de régularité aux phénomènes de la dentification, celle-ci pouvant d'ailleurs survenir à des époques extrêmement variables. Il y a dans leur évolution deux périodes : l'une constante, pendant laquelle ils constituent des tumeurs molles qu'on a longtemps décrites sous le nom d'ostéosarcômes des mâchoires, et l'autre éventuelle, pendant laquelle ils deviennent le siége d'une dentification qui finit ordinairement par les envahir en totalité. Les seuls tissus dentaires qui puissent se former dans ces

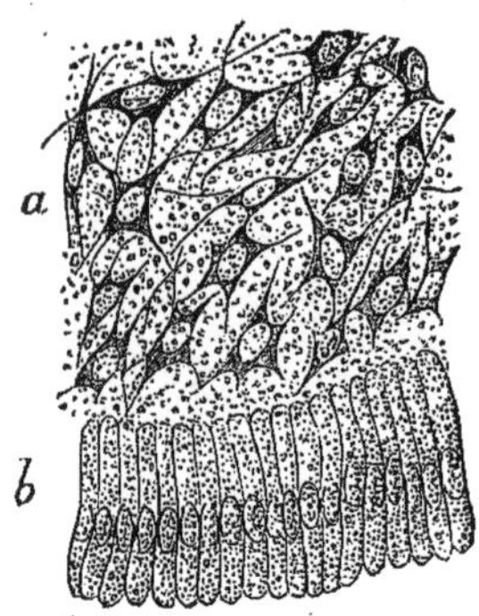

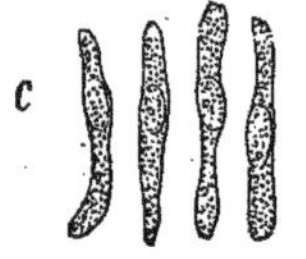

Fig. 3.

D'apres Robin et Magitot, dans *Journal de Physiologie* de Brown-Séquard, 1860 pl. XII fig. 5 et 8.

L'organe de l'émail et les cellules de l'émail d'un embryon humain de trois mois environ ; 500 diamètres.

a, corps embryoplastiques étoilés composant la trame du tissu propre de l'organe de l'émail.

b, rangée des cellules de l'émail.

c, les cellules de l'émail isolées.

tumeurs sont l'ivoire, qui est constant, et l'émail, qui, toujours bien moins abondant que l'ivoire, peut faire entièrement défaut. Quant au cément, ou tissu osseux dentaire, les conditions à la faveur desquelles il se développe ne se réalisent que dans la quatrième période de l'évolution du bulbe; il ne peut donc pas se montrer, chez l'homme du moins, dans les odontômes odontoplastiques. Mais il n'en est plus de même chez les herbivores. J'ai déjà dit en effet que les follicules dentaires de ces animaux renferment dès leur origine un organe particulier qui enveloppe l'organe de l'émail, et qu'on appelle l'organe du cément. Ce corps, qui reçoit directement ses vaisseaux de la membrane du follicule, peut s'hypertrophier soit isolément, soit en même temps que le bulbe, et, lorsque ces odontômes entrent en dentification, ils peuvent renfermer une grande quantité de cément ; ils peuvent même en être exclusivement composés. Nous les nommerons *odontômes odontoplastiques cémentaires*.

3° *Période coronaire*. — Cette période est caractérisée par la formation de la couronne. Elle commence avec la *dentification*, qui s'effectue dans l'épaisseur de la couche corticale du bulbe. On voit alors apparaître, entre la membrane préformative et la rangée des cellules dentinaires, une couche d'*ivoire* ou de *dentine* qui ne tarde pas à être recouverte d'une mince couche d'*émail*.

La dentine ne naît pas simultanément sur toute la surface du bulbe. On n'a pas oublié que le bulbe supporte une ou plusieurs saillies mamelonnées, en nombre égal à celui des cuspides de la dent future. La formation de la dentine débute exactement au sommet de chacun de ces mamelons, où apparaît d'abord une toute petite écaille circulaire, tellement mince qu'on ne l'aperçoit qu'au microscope, et qu'elle est flexible et pliable, quoique ayant déjà la structure et la composition chimique de l'ivoire. Cette écaille, dont l'épaisseur croît en raison de son ancienneté, devient bientôt visible à l'œil nu, et en même temps elle s'étend circulairement de manière à recouvrir peu à peu, et à coiffer pour ainsi dire tout le sommet du mamelon, en constituant ce qu'on appelle un *chapeau de dentine*. Le chapeau de dentine, convexe en dessus, concave en dessous, offre sa plus grande épaisseur à sa partie centrale, qui est la plus anciennement formée, et de là il va en s'amincissant graduellement jusque sur ses bords, où il est tellement mince qu'on cesse de l'apercevoir à l'œil nu. Par sa face concave, il adhère à la couche des cellules dentinaires. Par sa face convexe, il correspond d'abord à la membrane préformative ; mais dès qu'il a acquis une étendue de quelques millimètres, il en est séparé par la couche naissante de l'émail. (Chez certains herbivores, la formation de l'émail est beaucoup plus tardive.)

La *dentine* ou l'*ivoire* ne tarde pas à acquérir une dureté supérieure à celle de l'os le plus compacte. Sa structure est trop connue pour qu'il soit nécessaire de la décrire. Il suffira de rappeler que son tissu est caractérisé par la présence d'innombrables canalicules presque rectilignes, toutefois légèrement sinueux, très-rapprochés les uns des autres, unis çà et là par des anastomoses obliques, parallèles entre eux, perpendiculaires à la surface de la pulpe, et aussi à la surface de la couronne. Pour apprendre à le reconnaître, il faut l'étudier successivement sur des tranches transversales et sur des tranches longitudinales, car les canalicules présentent des aspects entièrement différents suivant que la coupe est perpendiculaire ou parallèle à leur direction. Lorsqu'on veut se borner à constater l'existence de la dentine, il suffit d'employer des grossissements de 100 à 150 diamètres ; mais les grossissements plus forts sont indispensables pour déterminer certains caractères, et pour éviter certaines erreurs, qui pourraient devenir fâcheuses dans l'étude des odontômes. Il importe surtout de connaître deux dispositions, qui peuvent affecter plus ou moins de ressemblance avec les corpuscules osseux :

1° Sur les coupes transversales, les canalicules se présentent sous l'aspect de petits trous ronds, comparables à ceux d'un crible ; mais lorsqu'on examine la terminaison de ces tubes à la surface des chapeaux de dentine, surtout du côté de la pulpe, on voit que leurs orifices terminaux, au lieu d'être régulièrement ronds, sont plus ou moins fendillés, anguleux, étoilés *(fig. 4)*, et cet aspect, suivant l'expression de MM. Robin et Magitot, « n'est pas sans analogie avec celui que présentent les ostéoplastes sur les préparations d'os frais » (1).

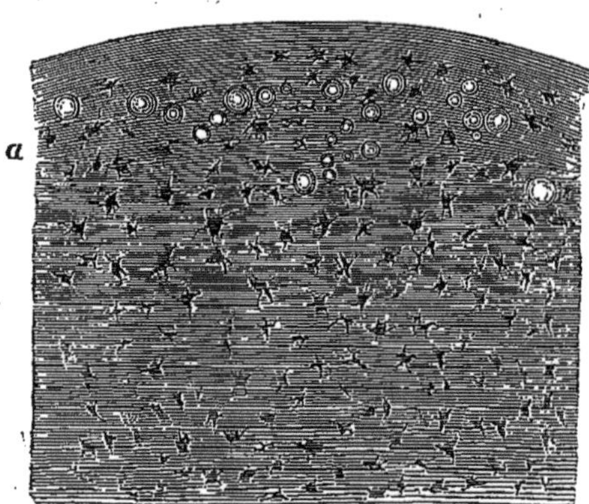

Fig. 4.

Face inférieure du bord d'un chapeau de dentine provenant d'un embryon de porc de trois mois, 500 diamètres. On aperçoit les orifices étoilés des canalicules de l'ivoire. Les globules sphériques très-réfringents, que l'on voit dans la zone *a*, sont les *globules de dentine* (Robin et Magitot).

2° Sur les coupes longitudinales des dents complétement formées, l'extrémité externe des canalicules de l'ivoire aboutit à une zone qui est située sous l'émail de la couronne *(fig. 5, D)*, ou sous le cément des racines *(fig. 8, B, p. 24)*, et qui imite encore jusqu'à un certain point l'apparence du tissu osseux. Dans cette zone, en effet, sont creusées des cavités noirâtres,

(1) Robin et Magitot, *Mém. sur la genèse et le développement des follicules dentaires* dans *Journal de physiologie* de Brown-Séquard, 1860, p. 665 et pl. XI, fig. 3, 4 et 5.

irrégulières, étoilées, quelquefois branchues, où les canalicules s'ouvrent probablement, et dont la nature n'est pas encore suffisamment déterminée.

Lorsqu'on a à la fois sous les yeux, dans une même préparation, comme sur la figure 8, ces cavités irrégulières et les ostéoplastes du cément, la distinction est facile à faire. Il n'en est plus de même lorsqu'on examine certaines pièces pathologiques, où, d'une part, les lacunes terminales de l'ivoire peuvent occuper une zone très-épaisse, et où, d'une autre part, on est souvent privé du terme de comparaison que fournit, sur les dents

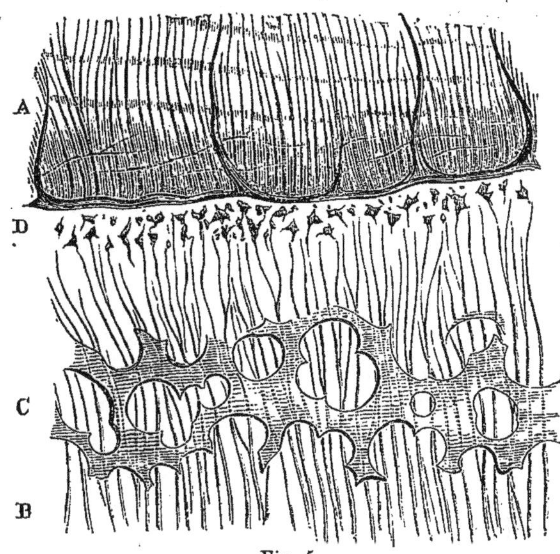

Fig. 5.

L'ivoire et l'émail. Coupe longitudinale d'une molaire d'homme adulte. 500 diamètres.

A, l'émail formé par la juxtaposition de prismes parallèles, et présentant des stries transversales marquées par des ombres légèrement flexueuses. Ces stries sout souvent beaucoup plus onduleuses.

B, les canalicules de l'ivoire, parallèles entre eux, et présentant quelques bifurcations et anastomoses obliques.

C, zone des globules de dentine.

D, les lacunes terminales des canalicules de l'ivoire, situées immédiatement au-dessous de l'émail.

normales, l'étude du cément voisin. Ces remarques expliquent comment d'habiles observateurs ont pu admettre l'existence d'éléments cémentaires, dans un odontôme exclusivement composé d'ivoire et d'émail (1).

(1) Comparer notre figure 8 avec la figure 194 des *Éléments d'histologie* de Kölliker, trad. fr. Paris, 1856, in-8°, p. 424. La lettre *b*, dans cette dernière figure, désigne les lacunes terminales que Kölliker désigne sous le nom d'*espaces interglobulaires*. On lit dans la légende explicative : « *b*, espaces interglobulaires ressemblant à des cavités osseuses. » Wedl signale la facilité avec laquelle certaines stries longitudinales de l'ivoire peuvent être confondues, sur les coupes transversales, avec les corpuscules osseux, et rappelle que Czermak, après avoir mûrement étudié ces diverses causes d'erreur, a déclaré n'avoir jamais vu de *véritables* corpuscules osseux dans l'ivoire. (Wedl, *Histologische Pathologie*, trad. anglaise, Lond. 1855, in-8°, p. 511.) Je cite ces passages pour montrer que la détermination respective des éléments de l'ivoire et du cément n'est pas toujours exempte de difficultés.

On trouve en outre dans l'ivoire, au voisinage de l'émail, des corps globuleux, très-inégaux en volume, et groupés d'une façon fort irrégulière ; ce sont les *globules de dentine*. Il y a une époque du développement de l'ivoire, où ils occupent la surface interne du chapeau de dentine, et où il se dessinent sur cette surface comme de petites perles (*fig. 4, a*). Ils sont alors en contact avec la pulpe dentaire. Les rapports qu'ils affectent avec les canalicules de l'ivoire sont difficiles à constater. On admet assez généralement que les canalicules transpercent les globules d'outre en outre, ou même que ceux-ci ne sont que des renflements des parois des canalicules. Quoi qu'il en soit, lorsque la couche de dentine croît en épaisseur, la zone qui renferme les globules s'éloigne de plus en plus de la pulpe ; cette zone, traversée par les canalicules de l'ivoire et toujours assez rapprochée de leur extrémité périphérique, se présente alors sous l'aspect figuré en *c* (*fig.* 5). Nous n'aborderons pas les discussions relatives à l'origine et à l'évolution des globules de dentine. Nous nous bornons à les représenter et à dire qu'ils s'observent quelquefois en grand nombre dans les odontômes dentifiés.

L'*émail*, bien plus dur encore que la dentine, paraît formé, sous de faibles grossissements, de fibrilles parallèles, à peu près perpendiculaires à la surface de la dentine subjacente ; mais, sous des grossissements plus forts, on voit que ces fibrilles sont des corps prismatiques, larges de $0^{mm},003$ à $0^{mm},005$: ce sont les *prismes de l'émail* (*fig.* 5). Sur les dents en voie de formation, ces prismes se laissent aisément isoler (*fig.* 6). Lorsque la couche d'émail est déjà constituée, ils sont si solidement soudés les uns aux autres qu'aucun moyen mécanique ne peut plus les séparer, mais on les met en liberté en faisant macérer l'émail dans l'acide chlorhydrique très-étendu d'eau. Les prismes de l'émail ne sont jamais absolument rectilignes, mais leurs inflexions sont très-légères, excepté toutefois au niveau de la surface triturante de la dent, où ils décrivent quelquefois des méandres assez rapides. Cette dernière forme s'observe également dans l'émail de certains odontômes.

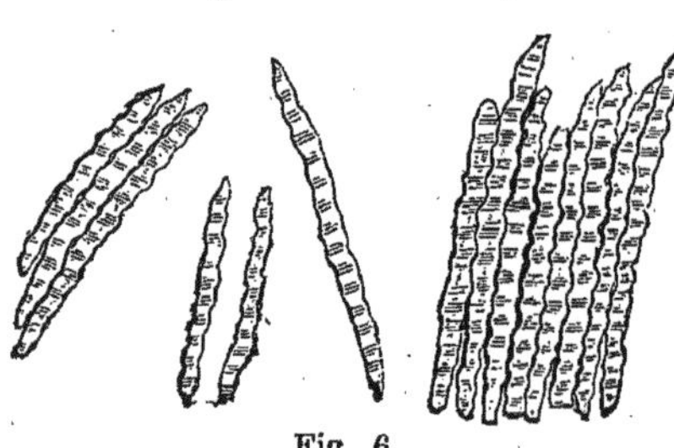

Fig. 6.

Prismes de l'émail obtenus en grattant la surface de l'ivoire, sur l'une des molaires d'un veau de deux mois, 300 diamètres.

L'émail et la dentine augmentent d'épaisseur par suite de l'allongement des éléments qui les composent. Cet allongement n'est pas le résultat de l'expansion des éléments déjà formés : les prismes de l'émail s'allongent par leur extrémité périphérique, les canalicules de l'ivoire, au contraire, s'allongent par leur extrémité centrale.

Le mécanisme de la formation des tubes de l'ivoire et des pris-- mes de l'émail, et les relations histogéniques qui existent entre ces éléments et les couches odontogéniques du bulbe, ont donné lieu à des discussions qu'il serait trop long de reproduire. Mais ce qui est parfaitement démontré, c'est que la formation des tubes dentinaires est sous la dépendance directe de la rangée des cellules dentinaires, et que celle des prismes de l'émail est subordonnée à l'existence préalable de la rangée des cellules de l'émail.

Pendant que les phénomènes précédents se passent dans la couche corticale du bulbe, la pulpe devient le siége de petits dépôts globuleux, arrondis ou elliptiques, dont le volume, le nombre et la répartition ne sont soumis à aucune règle. Les plus petits n'ont que $0^{mm},01$, les plus gros peuvent aller jusqu'à $0^{mm},05$ et même au delà. A l'état pathologique, leur volume peut devenir bien plus considérable encore. Ces corps, déjà signalés par Purkinje et Raschkow chez le lièvre, le porc et le cerf, puis par Henle, chez l'homme, et bien décrits surtout par MM. Robin et Magitot, qui en ont étudié la composition chimique (1), n'ont pas reçu jusqu'ici de nom particulier. Je propose de leur donner le nom de *grains dentinaires*. Le rôle important qu'ils jouent dans l'histoire de certains odontômes m'oblige à donner quelques détails sur cet élément peu connu de l'évolution dentaire.

Les grains dentinaires peuvent se former dans la pulpe vers la fin de la période odontoplastique et précéder, par conséquent, l'apparition du chapeau de dentine ; mais ils sont alors peu nombreux. Leur présence indique, en tout cas, que la dentification est prochaine, et on peut dire que leur formation est à peu près contemporaine de celle de l'ivoire. L'époque où il y en a le plus est la période coronaire ; lorsque la couronne est achevée, ils deviennent bien moins nombreux, mais ils ne disparaissent pas, et on les retrouve, pendant toute la vie, dans les couches les plus externes de la pulpe.

Les grains dentinaires ont une forme globuleuse ou ovalaire ; ils sont quelquefois légèrement déprimés sur une de leurs faces,

---

(1) Henle, *Anatomie générale*, trad. fr., Paris, 1843, in-8°, t. II, p. 446 en note. — Robin et Magitot, *Mém. sur la genèse et le développement des follicules dentaires* dans *Journ. de physiologie*, avril 1860, p. 312.

mais ils conservent toujours des contours assez doucement arrondis (voy. *fig.* 7). Comme ils sont, en outre, très-réfringents, ils peuvent quelquefois offrir, au premier coup d'œil, une certaine ressemblance avec des gouttes huileuses. Mais ils sont tout à fait insolubles dans l'éther, l'alcool et le sulfure de carbone, tandis qu'ils sont fortement attaqués par l'acide chlorhydrique qui, sans les dissoudre complétement, les pâlit et les rend granuleux. De l'étude des caractères chimiques et physiques, MM. Robin et Magitot tirent la conclusion que les grains dentinaires sont constitués par

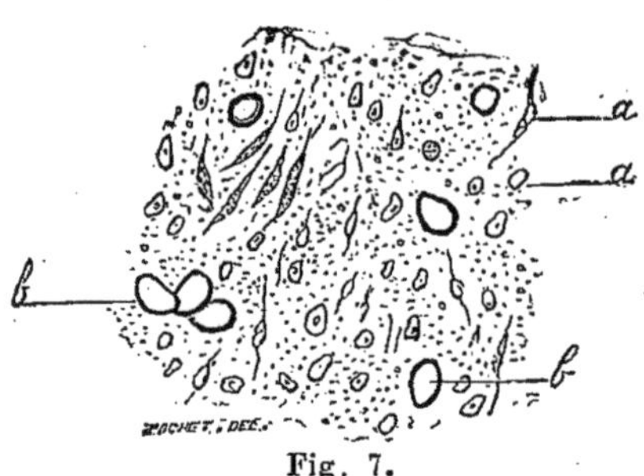

Fig. 7.

Pulpe de la première molaire d'un enfant nouveau-né. 270 diamètres.
a,a, les éléments fibroplastiques de la pulpe.
b,b, les grains dentinaires.

du phosphate de chaux, combiné à une matière azotée qui s'oppose à la dissolution complète dans l'acide chlorhydrique. « Cette production de masses calcaires, ajoutent-ils, paraît due à une exagération du mouvement nutritif dont la pulpe devient le siége pendant la dentification, à un afflux considérable de matériaux calcaires dont une partie, dépassant les besoins de la formation dentaire, se dépose dans l'épaisseur du bulbe sous forme de masses amorphes. »

Cela suffit déjà pour légitimer la dénomination de *grains dentinaires*, mais mes recherches d'anatomie comparée et d'anatomie pathologique me permettent de donner quelques développements de plus à l'opinion de MM. Robin et Magitot. Chez certains animaux tels que le morse, les grains dentinaires font partie de la dentification régulière, et prennent une part importante à la formation et à la constitution définitive d'une substance dentaire spéciale, demi-transparente et comme vitreuse, qui se développe en abondance dans la cavité dentaire et qui forme le tiers environ du volume total de la dent. Cette substance découverte, depuis longtemps déjà, par M. Emmanuel Rousseau, et décrite par lui comme une quatrième substance dentaire (1), avait été négligée jusqu'ici par les anatomistes. J'ai pu l'étudier au microscope sur une dent que M. E. Rousseau a bien voulu me confier, et j'ai constaté qu'elle est principalement formée de grains dentinaires, soudés entre eux par une sorte de gangue amorphe, et constituant des amas arrondis

(1) *Dict. classique d'histoire naturelle*, t. V, p. 402, Art. DENTS. Paris, 1824, in-8.

qu'entourent et séparent des traînées flexueuses d'ivoire. Les tubes de dentine, formant des sortes d'écheveaux, s'enroulent autour des amas de grains dentinaires, mais la substance au sein de laquelle cheminent ces tubes est en continuité absolue avec la gangue qui cimente les grains, si bien que l'on aperçoit quelquefois un ou plusieurs tubes, dont l'extrémité égarée vient se terminer dans cette gangue. J'ai eu l'occasion de constater une disposition entièrement semblable dans un odontôme dentifié.

Chez la plupart des autres mammifères, chez l'homme en particulier, les grains dentinaires ne font pas essentiellement partie du travail de la dentification normale, et on pourrait les supprimer par la pensée sans que ce travail fût troublé d'une manière sensible. Toutefois, les conditions au milieu desquelles ils se forment ne permettent pas de les attribuer seulement, comme l'ont fait MM. Robin et Magitot, à l'exagération du mouvement nutritif, car leur présence est constante dans la pulpe à partir d'une certaine époque, et il est bien difficile d'admettre qu'un excès de nutrition puisse être constant. D'un autre côté, ainsi que je l'ai déjà dit, l'apparition des grains dentinaires peut précéder celle des premiers linéaments du chapeau de dentine : c'est ainsi qu'on en trouve souvent, chez l'enfant nouveau-né, dans la pulpe de la seconde petite molaire, quoique la couche corticale du bulbe de cette dent soit encore entièrement molle. Il est bien certain que les grains dentinaires deviennent constants et plus nombreux pendant la période de dentification, mais il suffit qu'ils puissent exister avant la dentine elle-même, pour qu'on ne puisse pas les considérer seulement comme des dépôts constitués par l'excédant des matériaux inorganiques qui n'ont pu trouver place dans la zone où se forme l'ivoire. Les grains dentinaires, les globules de dentine et la dentine proprement dite ne sont que les formes diverses d'une même substance minérale, que les vaisseaux de la pulpe ont la propriété de séparer du sang, et qui, à son tour, a la propriété de se combiner avec la matière azotée des éléments organiques. Cette substance minérale a une affinité particulière pour la couche corticale du bulbe, où la matière organique, soumise par les cellules dentinaires à une élaboration préalable, la fixe en lui imposant la structure caractéristique de l'ivoire; mais elle n'y peut parvenir que par imbibition, puisque les vaisseaux ne s'étendent pas jusqu'à la couche corticale, et, en s'infiltrant ainsi à travers la pulpe, elle y forme çà et là des dépôts dentinaires, qui se combinent avec une matière azotée amorphe, et qui prennent seulement la forme globulaire, sans revêtir la forme spéciale du tissu de la dentine. Voilà pourquoi le nombre et le volume de ces dépôts ne sont assujettis à aucune règle. Cette propriété, que possède la pulpe, de sécréter la substance minérale de la dentine, est la cause déterminante de la dentification, et l'époque où elle se manifeste coïncide en général, dans l'évolution régulière du bulbe, avec celle où le travail d'élaboration effectué par la rangée des cellules de l'ivoire a préparé le sol où l'ivoire doit se former. Mais ces deux phénomènes, savoir, l'élaboration de la base organique de la dentine, et celle de sa base inorganique, ne sont pas nécessairement solidaires l'un de l'autre. Lorsque la sécrétion de la substance minérale s'effectue avant que la rangée des cellules de l'ivoire ait rempli sa fonction préalable, la formation des grains dentinaires précède celle du chapeau de dentine. Celui-ci ne tarde pas à paraître à son tour ; mais à l'état pathologique il peut se faire que l'évolution des cellules de l'ivoire soit retardée ou empêchée, sans que la pulpe perde pour cela la propriété de produire de la matière dentinaire. Dans le premier cas, de nombreux grains dentinaires ont le temps de se former et de constituer des amas plus ou moins volumineux avant l'apparition de l'ivoire, qui vient ensuite entourer et emprisonner ces amas, comme cela a lieu dans la substance centrale des dents du morse ; dans le second cas, il ne se forme pas d'ivoire, et il n'y a pas, dès lors, de dentification véritable, mais la pulpe peut être plus ou moins durcie par le dépôt des grains dentinaires ; elle peut même revêtir jusqu'à un certain point l'apparence grossière d'une dent figurée : j'en ai cité un exemple remarquable daus mon *Traité des tumeurs* (t. II, p. 36, *en note*).

Cette étude des grains dentinaires permet, je pense, d'expliquer la formation des globules de dentine. J'ai lieu de croire, en effet, que les globules de dentine ne sont que des grains dentinaires qui, au lieu de se déposer dans l'épaisseur même de la pulpe, se déposent dans la couche corticale, entre la dentine déjà formée et la rangée des cellules de l'ivoire. Ils y constituent une couche incomplète au milieu de laquelle les tubes de la dentine ne tardent pas à se prolonger, et se trouvent ainsi étroitement combinés à la substance de l'ivoire.

J'ai cru devoir donner quelques détails sur l'histoire, jusqu'ici trop négligée, des grains dentinaires, à cause de l'importance qu'ils jouent dans l'évolution de certains odontômes.

On vient de voir que la période coronaire de l'évolution du bulbe dentaire donne naissance à quatre sortes d'éléments solides et incrustés de matière minérale, savoir : les tubes de l'ivoire, les globules de dentine et les grains dentinaires, d'une part; et, d'une autre part, les prismes de l'émail. Il n'est pas encore question du cément, qui ne paraîtra que dans la période suivante. Les odontômes nés chez l'homme pendant la période coronaire ne peuvent donc pas renfermer de cément; mais il n'en est pas de même chez les herbivores, dont les couronnes dentaires commencent déjà à se recouvrir d'une couche cémentaire, fournie par l'organe spécial du cément.

Quelques mots maintenant sur la marche et les progrès de la dentification. La couronne des dents unicuspidées est formée d'un seul chapeau de dentine, qui s'étale graduellement à toute la surface du bulbe. Sur les dents multicuspidées, les chapeaux de dentine, dont le nombre est égal à celui des cuspides, naissent d'abord isolément, puis, en s'élargissant, ils se rencontrent par leurs bords et ne tardent pas à se fusionner en une seule coque. Le bulbe continue à croître, mais la coque dentinaire, croissant plus rapidement que lui, contourne ses bords, puis ses faces latérales, et parvient enfin jusqu'à sa base, au niveau du sillon circulaire qui donne insertion à la paroi du follicule. A partir de ce moment, la *couronne* est complète, et la formation des racines va commencer. L'organe de l'émail se dissocie et se dissout, et l'émail cesse de croître. Quant à la pulpe, la coque inextensible qui l'entoure ne lui permet plus de s'élargir ; toutefois cette coque est encore largement ouverte du côté de la base du bulbe. La pulpe n'est donc pas emprisonnée ; elle peut continuer à s'accroître, mais seulement dans le sens de la hauteur, et de là résulte la formation des racines.

Des odontômes peuvent se former pendant toute la durée de la période coronaire, mais l'hypertrophie du bulbe ne peut se produire que dans les parties qui ne sont pas encore entourées d'une couche dentifiée. Là où la couche corticale est déjà durcie, l'expansion de la pulpe est arrêtée, de sorte que l'hypergénèse, au lieu d'être générale, comme elle l'est ordinairement dans la période précédente, ne peut être ici que partielle. Quelquefois même elle est limitée à une partie très-circonscrite : la surface de la pulpe donne naissance seulement à de petites végétations, pendant que la dentification continue partout ailleurs à s'effectuer d'une manière régulière. Les *odontômes coronaires* peuvent donc être circonscrits ou diffus, et présenter dès lors des formes très-variables ; mais ce qui les caractérise toujours, c'est l'existence d'une masse morbide irrégulière qui, une fois dentifiée, se trouve en continuité directe de substance avec des tissus dentaires réguliers et constituant une partie déterminée d'une dent normale.

4° *Période radiculaire*. — Cette quatrième et dernière période de l'évolution des follicules dentaires est caractérisée par la *formation des racines*.

Au moment où s'ouvre cette période, toute la surface intra-folliculaire du bulbe est entourée d'une couche de dentine, que recouvre une couche d'émail. La couronne est complète; elle s'étend jusqu'à la base de la pulpe, et atteint par conséquent le niveau de l'insertion circulaire du *col du follicule* sur cette base. C'est une limite que la couronne ne peut pas dépasser, et qui constitue le *collet de la dent*. Par conséquent, la base de la pulpe, le collet de la dent et le col du follicule sont situés exactement sur le même niveau. Mais cette disposition ne va durer que fort peu de temps. A mesure que la racine se formera, le collet de la dent s'élèvera au-dessus du col du follicule, qui d'ailleurs ne cessera pas d'embrasser étroitement la base de la pulpe.

C'est au niveau de cette base que se passent tous les phénomènes de la formation des racines. Pour simplifier la description, je prendrai le cas où la dent n'a qu'une seule racine. La pulpe, ne pouvant plus désormais s'accroître en largeur, grandit exclusivement dans le sens de la hauteur, par une sorte de bourgeonnement qui s'effectue dans le plan même de sa base. En s'accroissant, elle soulève nécessairement la couronne, et le collet s'écarte, par conséquent, du col du follicule. Il semble, dès lors, que la partie de pulpe nouvellement formée devrait se trouver à nu dans le fond du follicule. Il n'en est rien cependant : l'ivoire de la couronne s'étend continuellement à sa surface et la recouvre complétement. Ainsi, d'une part, la pulpe monte, mais d'une autre part la coque d'ivoire descend, de sorte que la base de cette coque correspond toujours exactement à la base de la pulpe, et que la dentine naissante est en contact avec le col du follicule.

C'est à ce niveau que se forme le *cément*, qui, chez l'homme, n'existe que sur la partie radiculaire de la dent. Le cément radiculaire n'est pas produit par un organe spécial, comme le cément coronaire qui forme l'enveloppe extérieure de la couronne chez beaucoup d'animaux. Ce sont les vaisseaux du col du follicule qui fournissent le blastème au sein duquel il s'organise. A mesure que la racine se développe, le col du follicule dépose à sa surface le suc ossifique. Celui-ci passant promptement à l'état osseux, l'ivoire de formation récente se trouve aussitôt recouvert d'une couche de cément qui lui adhère intimement, et qui constitue ainsi sur la racine une écorce de tissu osseux.

La production du cément s'effectue donc pendant toute la durée de la période radiculaire. Aussi trouve-t-on une grande quantité de cément dans les odontômes nés pendant cette période. Ils peuvent même en être exclusivement composés.

Le cément est caractérisé par la présence d'ostéoplastes (voyez *fig.* 8, C), qui ne diffèrent pas [sensiblement de ceux du tissu osseux. Chez certains animaux, il forme une couche épaisse, creusée de canalicules vasculaires; mais, chez l'homme, il ne renferme ni canalicules ni vaisseaux.

On vient de voir que la formation de la racine est un phénomène progressif, qui s'effectue au niveau du col du follicule. C'est là que se produisent simultanément, au fur et à mesure que la racine s'accroît, l'ivoire fourni par la pulpe, et le cément fourni par le col du follicule. La racine se développe donc sous la forme d'un tube, dont l'ouverture embrasse toujours exactement la base de la pulpe. Cette ouverture est d'abord presque aussi large que la cavité même de la couronne; en d'autres termes, la pulpe a à peu près la forme d'un cylindre, à peine renflé au niveau de la couronne. Si les choses restaient toujours dans cet état, rien n'empêche-

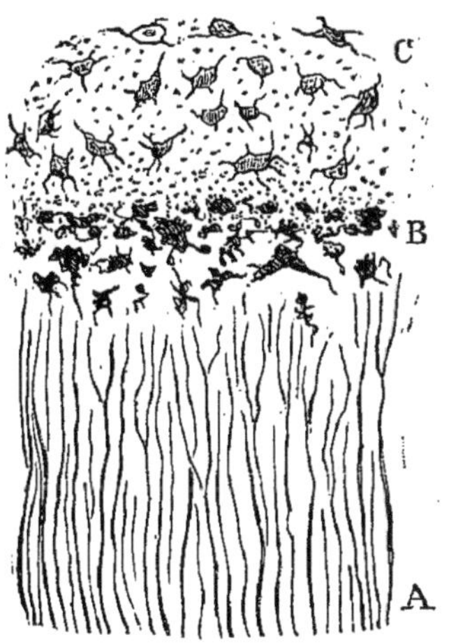

Fig. 8.

Le cément et l'ivoire (coupe verticale de la racine d'une incisive de l'homme adulte), 400 diamètres.
A, les tubes de l'ivoire.
B, les lacunes terminales des tubes de l'ivoire.
C, le cément, caractérisé par la présence des ostéoplastes.

rait la pulpe de grandir indéfiniment et la dent pourrait prendre dès lors un accroissement sans limites. L'anatomie comparée en offre quelques exemples. Mais le plus souvent la racine, en s'allongeant, se rétrécit; le tube radiculaire se resserre de plus en plus sur la base de la pulpe; cette base n'est plus qu'un pédicule, dont la largeur diminue progressivement, et qui se réduit enfin à un très-mince cordon vasculaire et nerveux. La racine est alors complète; désormais, sa longueur et celle de la dent ne changeront plus.

Tant que le tube radiculaire reste largement ouvert, la pulpe est susceptible de se prêter à un travail d'hypertrophie; elle ne peut vaincre l'étui inextensible qui l'entoure, mais, comme la moelle enflammée d'un os, elle peut former, à l'extrémité du tube radiculaire, une sorte de hernie, qui pourra ensuite se développer librement en largeur.

D'un autre côté, le col du follicule peut produire en excès le suc ossifique où naît le cément, et il en résulte une production accidentelle qui, se trouvant en continuité avec la base de la pulpe, peut la comprimer, la refouler, et troubler ainsi, ou même arrêter tout à fait la formation de la racine. Ces *odontômes radiculaires* sont caractérisés par la présence d'une couronne *complète*, et se distinguent par là des odontômes coronaires, dont la couronne n'est pas achevée. On y trouve même des parties dentaires où il est facile de reconnaître l'ébauche d'une racine. Enfin, ces tumeurs, après leur dentification, renferment du cément, et diffèrent par là de tous les odontômes qui se forment *chez l'homme* pendant les périodes précédentes.

Mais, à partir du moment où la pulpe est pédiculée, et où l'ouverture du tube radiculaire est notablement rétrécie, la formation de ces odontômes n'est plus possible ; la pulpe est suffisamment emprisonnée pour n'être plus exposée à s'hypertrophier. Alors même que la production du cément serait ensuite exagérée, de manière à constituer une tumeur, celle-ci ne pourrait faire subir aucune déformation à la racine déjà formée : ce ne serait plus un odontôme, mais seulement une exostose cémentaire, lésion bien différente, ainsi qu'on l'a vu plus haut (voy. p. 4).

J'ai jusqu'ici supposé que la dent n'avait qu'une seule racine. Lorsqu'il y a plusieurs racines, les phénomènes essentiels sont identiquement les mêmes. Un tube radiculaire unique commence d'abord à se former autour de la pulpe ; puis la base de la pulpe se divise en autant de faisceaux qu'il doit y avoir de racines, et le tube radiculaire, se prolongeant sur chacun de ces faisceaux, se divise en plusieurs racines qui croissent et s'achèvent comme dans le cas précédent. Chacune de ces racines peut devenir *isolément* le siége d'un odontôme radiculaire.

Chez l'homme, les odontômes radiculaires se forment toujours avant l'époque de l'éruption, car celle-ci ne commence que lorsque le développement de la racine est assez avancé pour que le pédicule de la pulpe soit fort rétréci. On conçoit dès lors que l'éruption de la dent correspondante doive être le plus souvent troublée ou même empêchée par le développement de la tumeur, qui dilate l'alvéole, qui creuse dans l'épaisseur de l'os maxillaire une vaste cavité, et qui même, le plus souvent, change la direction de la couronne. L'éruption peut s'effectuer toutefois, lorsque la tumeur se développe, de manière à ne pas dévier la dent d'une manière notable. Celle-ci prend alors son rang et sa place, quoiqu'elle fasse corps avec une tumeur volumineuse, contenue dans l'épaisseur du maxillaire.

Je le répète, chez l'homme, et chez tous les animaux dont les dents se développent comme les siennes, l'odontôme le plus tardif est toujours antérieur à l'époque de l'éruption de la dent correspondante. On peut même ériger en principe invariable, que les odontômes ne peuvent naître que pendant les périodes de la formation et de la croissance des dents. Si cette règle paraît souffrir des exceptions, c'est parce que, chez certains animaux, la croissance, ou, si l'on veut, la formation des dents, peut se prolonger bien au delà du terme de l'éruption. C'est ce qui a lieu chez beaucoup d'herbivores ; ainsi, par exemple, les racines des molaires du cheval sont encore largement ouvertes, alors même que la couronne est tout entière hors de l'alvéole. Quant aux incisives des rongeurs, elles n'ont jamais de véritable racine. Elles se composent d'un fût sans étranglement, surmontant une pulpe conique et sessile, dont la surface produit sans cesse de nouvelles couches d'ivoire ; et c'est ainsi qu'elles croissent pendant toute la vie (1).

Nous venons de suivre l'évolution des dents, depuis l'époque de la formation du bulbe jusqu'au moment où l'achèvement de leur racine met un terme à leur croissance. Les phénomènes de la dentification ne sont pas encore pour cela parvenus à leur terme. Ils continuent à s'effectuer dans la cavité dentaire jusque dans un âge avancé. L'épaisseur de la couche d'ivoire, s'accroissant de plus en plus, réduit proportionnellement l'espace réservé à la pulpe ; il peut même se faire que la pulpe finisse par s'atrophier ainsi d'une manière complète, et que la chute spontanée de la dent en soit la conséquence. C'est ce qu'on observe souvent chez les vieillards. Cette dentification tardive peut, sans doute, présenter des anomalies ; elle peut donner naissance à des tumeurs intra-dentaires, mais celles-ci ne modifient en rien la forme extérieure de la dent, et, par là, elles diffèrent entièrement des odontômes. Loin qu'on puisse les attribuer à l'hypertrophie de la pulpe, elles ont, au contraire, cela de particulier

(1) Voy. Oudet, *Expériences sur l'accroissement continu et la reproduction des dents chez les lapins*. Paris, 1823, gr. in-8. — *De l'accroissement continu des incisives chez les Rongeurs*. Paris, 1850, gr. in-8 (J.-B. Baillère). On trouvera des détails plus complets sur ce sujet et sur plusieurs autres questions d'odontogénie dans un important ouvrage publié plus récemment par le même auteur et intitulé : *Recherches anatomiques, physiologiques et microscopiques sur les dents et sur leurs maladies*. Paris, 1862, 1 vol. in-8.

qu'elles ne peuvent sé développer sans déterminer l'atrophie de cette pulpe, c'est-à-dire sans porter atteinte à leur propre croissance. Elles ne peuvent donc jamais remplir entièrement la cavité dentaire, ni, à plus forte raison, exercer sur les parois de cette cavité une pression tendant à les refouler.

Je n'ai établi, dans les considérations précédentes, aucune distinction entre les dents de la première et celles de la seconde dentition. Les unes et les autres présentent en effet dans leur développement les mêmes phases, et sont sujettes de la même manière aux accidents d'hypergénèse qui font naître les odontômes. J'en dirai autant des dents surnuméraires ou supplémentaires qui se développent quelquefois dans les mâchoires, et qui peuvent même, par une de ces aberrations qu'on désigne sous le nom d'*hétérotopies,* se former en dehors des mâchoires. Je ne parle pas des kystes congénitaux dentifères qui, chez l'homme, se rencontrent quelquefois au milieu des parties molles, et qui diffèrent notablement des follicules des dents normales, par leur origine et leur développement, autant que par leurs connexions; il ne paraît pas qu'ils puissent devenir le siége du travail qui produit les odontômes; jusqu'ici, du moins, je n'en connais pas d'exemple. Mais on trouve quelquefois chez les herbivores, dans la région du crâne, et particulièrement au niveau ou au voisinage de l'os temporal, de véritables follicules dentaires, qui reposent sur le squelette, qui subissent exactement la même évolution que ceux des dents normales, et dont les bulbes peuvent, en s'hypertrophiant, constituer une variété remarquable d'odontômes. Je donnerai à ces tumeurs singulières, qui jusqu'ici n'ont été observées que sur le cheval, le nom d'*odontômes hétérotopiques.*

, § 3. — Division et classification des odontômes.

Les détails minutieux et peut-être fastidieux que j'ai cru devoir placer sous les yeux du lecteur étaient nécessaires, pour faire comprendre l'origine et le mode de formation des odontômes, et pour expliquer les diverses phases de l'évolution du tissu de ces tumeurs. Déjà, dans la description précédente, on a pu voir que les odontômes, considérés sous le rapport de leur structure, de leur forme, de leurs propriétés, présentent de grandes différences suivant l'époque où ils prennent naissance, et constituent autant de variétés qu'il y a de périodes dans l'évolution des follicules dentaires. Plusieurs de ces variétés peuvent, à leur tour, se subdiviser en variétés secondaires. Enfin, le tissu des odontômes conservant le plus souvent la propriété de dentification qui caractérise les bulbes dentaires, il arrive fréquemment que la même tumeur parcourt, en se développant, des phases successives qui en changent entièrement l'aspect, la consistance et la structure. Il n'est donc pas surprenant que des tumeurs aussi dissemblables aient été jusqu'ici décrites comme autant d'espèces distinctes, et qu'on ait méconnu le lien commun qui nous permet de les réunir aujourd'hui en un même groupe. Pour établir entre elles un rapprochement, pour constater leur parenté, il est indispensable non-seulement de recourir à l'analyse microscopique, mais encore de connaître, jusque dans leurs moindres détails, l'évolution des tissus odontogéniques, et la formation des tissus dentaires. C'est la seule excuse que je puisse invoquer pour me faire pardonner la longueur de l'exposé qu'on vient de lire.

Quoique je connaisse dès aujourd'hui un assez grand nombre de variétés d'odontômes, il est probable, il est même à peu près certain qu'il en existe plusieurs autres. Lorsque l'attention des observateurs sera attirée sur cet ordre de faits, on découvrira sans doute chez l'homme, et surtout chez les animaux dont l'évolution dentaire diffère de la nôtre, des formes nouvelles qui permettront de compléter la série des odontômes. La description que j'essaye de donner ici, avec les matériaux insuffisants que j'ai pu réunir, ne peut être évidemment qu'une ébauche. Mais j'espère que les faits ultérieurs pourront facilement trouver place dans le cadre que je me propose de tracer.

On a vu dans le paragraphe précédent que les caractères anatomiques et physiologiques des odontômes dépendent de l'époque de l'évolution dentaire, où débute le travail d'hypergénèse qui leur donne naissance. Nous sommes donc naturellement conduit à diviser les odontômes en quatre groupes, correspondant aux quatre périodes du développement des dents.

1° Le premier groupe comprend les *odontômes embryoplastiques*. Il peut se subdiviser en deux variétés principales, selon que le tissu de la tumeur reste à l'état purement fibro-plastique, ou que, subissant une évolution plus avancée, il passe à l'état de tissu fibreux. Nous désignerons ces variétés sous les noms d'*odontômes fibroplastiques* et d'*odontômes fibreux*. Elles sont d'ailleurs reliées entre elles par diverses formes intermédiaires.

2° Les *odontômes odontoplastiques*, nés pendant la seconde période de l'évolution des dents, constituent notre second groupe, où nous établirons d'abord deux subdivisions principales : chez l'homme, le follicule dentaire, à cette période, ne renferme qu'un seul organe vasculaire ; c'est le bulbe, — et il en résulte que tous les odontômes odontoplastiques de l'homme sont *bulbaires ;* mais chez les herbivores un second organe vasculaire, l'organe du cément, existe déjà entre la paroi du follicule et l'organe de l'émail, et peut devenir le siége d'un travail d'hypertrophie, qui donne naissance à des odontômes *cémentaires.*

Les odontômes bulbaires se présentent sous des formes très-diverses, dont plusieurs ne sont, du reste, que les étapes successives de l'évolution d'un même produit pathologique. Les uns sont seulement fibreux ou fibroplastiques, et ne diffèrent des odontômes embryoplastiques que par la rangée de cellules dentinaires que le microscope démontre dans leur couche corticale ; d'autres renferment en outre dans leur trame une quantité variable, quelquefois très-considérable, de grains dentinaires ; d'autres sont en voie de dentification véritable, et sont composés à la fois de tissus odonto-géniques et de tissus dentaires définitifs, mêlés en proportions variables ; d'autres enfin sont dentifiés dans toute leur étendue, et constituent des masses extrêmement dures, composées tantôt seulement d'ivoire, tantôt d'ivoire et d'émail, mais ne renfermant jamais de cément, si ce n'est chez les herbivores.

En résumé, les odontômes bulbaires se subdivisent chez l'homme en odontômes *non dentifiés* (avec ou sans grains dentinaires), odontômes *en voie de dentification*, et odontômes *dentifiés* (avec ou sans émail). Ces derniers peuvent être dentifiés en une seule masse ou en plusieurs masses distinctes et indépendantes.

3° Les *odontômes coronaires*, nés pendant la période de formation de la couronne, sont toujours plus ou moins dentifiés, puisqu'ils débutent à un moment où la dentification est déjà commencée. La partie de la couronne qui est formée avant le début du travail pathologique ne subit aucune altération, et se retrouve, parfaitement reconnaissable, en un point de la surface de la tumeur. Celle-ci, chez l'homme, est constituée par l'hypertrophie de la pulpe, et ne renferme après la dentification que de la dentine et de l'émail. Mais chez les herbivores elle peut dépendre de l'hypertrophie de l'organe du cément, et se transformer ensuite en une masse de cément. Ce groupe, comme le précédent, peut donc se subdiviser en deux groupes secondaires, les *odontômes coronaires cémentaires* qui ne s'observent que chez les herbivores, et les *odontômes coronaires pulpaires* ou *dentinaires*, les seuls qui puissent se former chez l'homme.

Les premiers présentent deux variétés, ou plutôt deux formes, suivant que l'hypertrophie cémentaire porte sur la partie extérieure de l'organe du cément, ou sur la partie de cet organe qui pénètre dans les *cornets* de la dent.

Les odontômes coronaires dentinaires peuvent se présenter aussi sous deux formes essentiellement distinctes, que nous appellerons la forme circonscrite et la forme diffuse. Ceux qui sont *diffus* résultent de l'hypertrophie de toute la pulpe. Ils consistent en une tumeur relativement assez volumineuse, que surmonte la partie de la couronne qui était déjà formée avant leur apparition. Occupant toute la pulpe jusqu'à sa base, ils opposent un obstacle presque absolu à l'achèvement de la couronne, et par conséquent à la formation des racines. Ce caractère, du reste, leur est commun avec tous les odontômes dont nous avons déjà parlé.

Il n'en est pas de même des odontômes coronaires *circonscrits*. Ils prennent naissance lorsque la pulpe ne s'hypertrophie qu'en un point, en donnant lieu à une petite végétation latérale. Au niveau de cette végétation, le développement naturel de la couronne se trouve arrêté, mais il continue partout ailleurs ; la couronne s'étend peu à peu jusqu'à la base de la pulpe, après quoi la racine se forme normalement, et l'évolution de la dent s'achève régulièrement, à cela près que l'existence d'une petite tumeur latérale, surajoutée sur l'un des côtés de la couronne, peut rendre l'éruption un peu plus laborieuse. Ces tumeurs diffèrent donc beaucoup des autres odontômes par leur forme, aussi bien que par leur marche. Elles ont été décrites sous le nom de *tumeurs verruqueuses des dents*, par des auteurs qui n'en soupçonnaient pas la nature ; mais cette nature ne diffère pas de celle des odontômes diffus, puisqu'il s'agit dans les deux cas d'une hypertrophie de la pulpe, donnant lieu à une tumeur qui se dentifie ensuite et fait corps avec la partie normalement formée de la dent.

4° Le quatrième et dernier groupe comprend les *odontômes radiculaires*, dont le début a lieu pendant la formation de la racine. C'est dans cette période, et dans cette période seulement, que naît le cément sur les dents humaines ; les odontômes radiculaires sont donc les seuls qui, chez l'homme, puissent, après dentification, renfermer du cément. En revanche ils ne peuvent pas renfermer d'émail, l'organe de l'émail ne dépassant pas le niveau de la couronne.

L'existence des odontômes radiculaires *cémentaires*, c'est-à-dire composés exclusivement ou principalement de cément, est expérimentalement démontrée.

Il y a probablement aussi des odontômes radiculaires *dentinaires,* c'est-à-dire composés principalement d'ivoire, mais je n'en connais pas d'exemple jusqu'ici.

Les odontômes *hétérotopiques*, développés dans des follicules dentaires anormaux qui ne diffèrent pas essentiellement des follicules normaux, pourraient aisément se répartir dans les groupes qui précèdent. Toutefois il est préférable d'étudier séparément ces tumeurs étranges qui, par leur siége, leurs rapports, et quelquefois par leur terminaison, diffèrent notablement des autres odontômes.

Je désignerai enfin sous le nom d'*odontômes composés* des tumeurs qui sont évidemment de la nature des odontômes, mais qui, par la complexité de leur structure, par la diversité des lésions qu'elles produisent à la fois sur plusieurs follicules adjacents, échappent à toute définition, et dont la détermination est encore obscure.

Les diverses variétés d'odontômes que je viens d'énumérer sont assez nombreuses pour qu'il soit utile de les récapituler dans le tableau suivant :

I. — Odontômes ordinaires.

PÉRIODES ODONTOGÉNIQUES.	NOMS DES ODONTÔMES.	SUBDIVISIONS, VARIÉTÉS, FORMES SPÉCIALES OU TRANSITOIRES.		
1º Période embryo-plastique.	O. *embryo-plastiques*.	Fibro-plastiques. Fibreux.		
2º Période odonto-plastique.	O. *odonto-plastiques*.	(a) *Cémentaires* (*chez les herbivores seulement*).		
		(b) *Bulbaires*...	Non dentifiés (fibreux ou fibro-plastiques)....	Sans grains dentinaires. Avec grains dentinaires.
			En voie de dentification.	
			dentifiés..	Avec ou sans émail. En une seule masse, ou en plusieurs masses isolées.
3º Période de la formation de la couronne.	O. *coronaires*.	(a) *Cémentaires*	Externes........ Intra-coronaires.	(*Chez les herbivores seulement.*)
		(b) *Pulpaires ou dentinaires*..	Circonscrits (Tumeurs verruqueuses des dents). Diffus.	
4º Période de la formation des racines.	O. *radiculaires*.	(a) *Cémentaires*. (b) *Dentinaires* (?) (Variété non encore observée.)		

II. — Odontômes composés.

III. — Odontômes hétérotopiques.

(*Observés seulement chez les herbivores.*)

§ 4. — Étude générale des odontômes.

Les odontômes revêtent des formes tellement diverses qu'il n'est
pas possible de les faire connaître entièrement dans une description générale : il sera donc nécessaire de consacrer à chacun des
groupes que nous venons d'établir un paragraphe spécial. Toutefois
ces tumeurs, malgré leurs dissemblances extérieures, sont assez
analogues entre elles, sous le rapport de leur origine, de leur développement, de leur marche clinique, et de leurs indications opéra-
toires, pour qu'il soit intéressant et utile d'exposer d'abord, dans
une étude d'ensemble, les caractères qui sont communs à la plupart d'entre elles. Seuls, les odontômes coronaires circonscrits, ou
tumeurs verruqueuses des dents, resteront en dehors de cette
étude générale, et l'on comprendra aisément pourquoi, si l'on se
reporte à ce que nous en avons déjà dit.

Étiologie. — Les odontômes sont la conséquence d'une hypergénèse, laquelle n'est autre chose qu'une hypertrophie affectant des
tissus en voie de développement. Les causes qui produisent cet
accident de nutrition ou plutôt de formation sont jusqu'ici à peu
près inconnues. Dans un cas remarquable, publié en 1728 par Fauchard, un odontôme du maxillaire inférieur se manifesta vers l'âge
de sept ans chez un enfantqui, trois ans auparavant, dans une chute
de cheval, s'était fait en ce même lieu une violente contusion, suivie de la formation d'un abcès (1). On conçoit jusqu'à un certain
point que l'inflammation de l'os ait pu se propager à l'un des bulbes dentaires et devenir la cause de l'hypertrophie de ce bulbe.
Mais une observation jusqu'ici unique, et dont les détails manquent
d'ailleurs de précision, ne saurait suffire pour établir l'existence
des odontômes de cause traumatique.

La seule condition étiologique que l'on puisse rigoureusement
déterminer est celle de l'âge. Je l'ai déjà signalée ; je me bornerai
donc à répéter sommairement que les odontômes sont une affection
propre à la jeunesse. Ils ne peuvent plus se former à partir du moment où le développement des dents est terminé. Chez l'homme,
dont les dents achèvent leurs racines avant de compléter leur éruption, l'extrême limite du début des odontômes est, pour chaque
dent considérée en particulier, l'époque où elle perce la gencive.
Pour spécifier davantage, il faudrait reproduire ici le tableau chro-

(1) Fauchard, le *Chirurgien-dentiste*, édition de Paris, 1786, in-12, t. I, p. 397.

nologique de l'éruption des dents, ce qui n'est vraiment pas nécessaire. Je n'ai pas besoin de faire remarquer combien l'étude de ces conditions d'âge est importante dans le diagnostic des odontômes.

D'après les faits qui me sont connus, j'ai lieu de croire qu'aucune diathèse, aucun état particulier de la constitution n'influe sur le développement des odontômes. La plupart des sujets jouissaient d'une santé générale irréprochable; quelques-uns étaient plus ou moins entachés de la disparition scrofuleuse, mais on ne s'étonnera pas de cette coïncidence si l'on songe à la fréquence des scrofules. Les deux sexes sont sujets aux odontômes. Il m'a paru que les garçons y étaient plus exposés que les filles; mais cette donnée ne repose pas sur un nombre suffisant d'observations.

Les odontômes coronaires circonscrits (dents verruqueuses) peuvent se montrer sur toutes les dents, uni- ou multicuspidées, mais les autres variétés d'odontômes n'ont pas encore été observées sur les incisives. Je connais un cas d'odontôme coronaire diffus développé chez l'homme sur une canine, et un cas d'odontôme cémentaire développé dans le follicule d'une dent canine chez un cheval. Tous les autres faits que j'ai pu réunir se rapportent aux dents molaires, et, parmi celles-ci, les grosses molaires paraissent beaucoup plus exposées que les petites à la formation des odontômes. Il semble donc que la disposition aux odontômes soit en rapport avec le degré de complication de la dent, et ce résultat n'a rien qui puisse nous surprendre. Les dents molaires des herbivores, plus compliquées que celles de l'homme, sont aussi bien plus exposées à cette affection.

Je ne connais pas d'exemple d'odontôme congénital. Il s'en présentera peut-être; mais ce qui est bien certain, c'est que les follicules de la première dentition sont beaucoup moins sujets que ceux de la seconde au développement des odontômes. Ce fait s'explique tout naturellement si l'on songe qu'il y a vingt molaires permanentes et seulement huit molaires de lait; et si l'on songe en outre que les molaires de lait ne sont que bicuspidées. Il faut tenir compte aussi de cette circonstance que la formation des molaires de lait est beaucoup plus rapide que celle des molaires permanentes. La durée du temps pendant lequel ces dernières se prêtent à la formation des odontômes est donc beaucoup plus considérable.

Les odontômes sont plus fréquents sur la mâchoire inférieure que sur la mâchoire supérieure. Ils sont situés plus souvent à droite qu'à gauche. Je ne chercherai pas à expliquer cette particularité; je ferai remarquer seulement que plusieurs autres affections dues des excès de développement ont la même prédilection pour le côté droit.

Anatomie pathologique. — Je ne parlerai pas ici de la structure propre de chaque variété d'odontômes. J'indiquerai seulement les caractères anatomiques communs à la plupart de ces tumeurs.

Les odontômes sont contenus, au moment de leur début, dans un follicule dentaire qui les entoure à la manière d'un kyste. Ils peuvent plus tard se frayer un passage à travers la gencive par une sorte d'éruption, plus ou moins comparable à celle des dents normales. Ils peuvent encore provoquer une inflammation suppurative, suivie de l'ulcération ou de la destruction d'une partie de leur kyste membraneux. Mais, dans l'origine, et pendant une période quelquefois fort longue, ils sont entièrement enkystés dans le sac folliculaire.

L'odontôme, presque toujours, remplit toute la poche membraneuse qui l'enveloppe, et à laquelle, dans l'origine, il adhère seulement par sa base. Celle-ci, toujours assez large, correspond à la face profonde de la tumeur; à ce niveau la paroi du kyste, en général épaissie et très-vasculaire, est unie à l'odontôme par des adhérences ordinairement assez molles, constituées principalement par des vaisseaux, toujours très-petits, mais quelquefois très-nombreux. Dans le reste de sa surface, l'odontôme est simplement appliqué sur la face interne du kyste. Une sorte de suc visqueux, transparent, comparable à celui qu'un léger degré d'inflammation fait exhaler à la surface de la plèvre, s'interpose quelquefois en couche très-mince entre le kyste et la tumeur, qui peuvent ainsi être faiblement agglutinés l'un à l'autre, mais qui se séparent à la moindre traction. Tels sont, au moins pendant les premiers temps, les rapports ordinaires de l'odontôme et de la paroi folliculaire ; mais ces rapports peuvent être modifiés plus tard de diverses manières, ainsi que je l'indiquerai en temps et lieu.

La face externe du kyste tapisse exactement la surface interne d'une cavité osseuse, dont la paroi fait partie intégrante de l'os maxillaire. Cette cavité n'est autre chose que l'alvéole de la dent correspondante. Le tissu osseux, excentriquement refoulé par la pression croissante de la tumeur, se tasse, se dispose en une lame compacte, et finit par constituer une sorte de coque, qui s'amincit à mesure qu'elle se dilate. Lorsque la tumeur est devenue volumineuse, la coque osseuse, de plus en plus amincie, peut se réduire à l'épaisseur d'une feuille de parchemin, et céder sous la pression du doigt en produisant une sorte de crépitation onnue sous le nom de *sensation de parchemin.* Plus tard enfin certaines parties de la paroi osseuse peuvent se résorber entièrement, et le kyste alors se trouve en rapport direct avec la muqueuse buccale.

Il est superflu sans doute d'ajouter que la pression mécanique exercée par la tumeur sur les parties qui l'entourent est de nature à compromettre à la fois la solidité du maxillaire, l'implantation et le développement des dents environnantes. Les dents dont l'éruption est déjà achevée peuvent être ébranlées et expulsées par suite de l'atrophie de leurs alvéoles; celles qui sont encore incluses dans les mâchoires peuvent être au contraire arrêtées dans leur éruption, tantôt parce qu'elles sont simplement déviées, tantôt parce que la tumeur fait irruption dans leur alvéole, après avoir déterminé l'atrophie et l'absorption de la cloison osseuse qui l'en séparait. Dans ce dernier cas, la cavité osseuse où l'odontôme est contenu recèle en même temps une ou plusieurs dents régulièrement conformées, mais dont le développement peut être quelquefois arrêté ou retardé. Ces dents peuvent-elles se fusionner avec l'odontôme? Je n'oserai pas le nier; la chose toutefois me semble peu probable en théorie, et j'ajoute qu'en fait, je n'en connais aucun exemple. Les cas où l'on a supposé l'existence de cette fusion doivent recevoir une interprétation toute différente.

. Si la présence d'un odontôme est capable de nuire à l'évolution des dents en voie de formation, elle est capable à plus forte raison d'empêcher le développement des germes dentaires qui, dans l'ordre naturel des choses, devraient se former ultérieurement dans la partie adjacente du maxillaire. C'est ainsi qu'un odontôme de la première dentition peut faire avorter, dans toute la région qu'il occupe, les germes des dents permanentes. C'est ainsi encore qu'un odontôme de la première ou de la seconde grosse molaire peut faire avorter le germe de la dent de sagesse. Sous ce rapport les odontômes sont beaucoup plus nuisibles à la dentition que les kystes séreux des mâchoires, lesquels ont également leur siége dans les follicules dentaires.

Les odontômes, comme la plupart des tumeurs, tendent à s'accroître de préférence dans le sens où ils rencontrent le moins de résistance. Aussi font-ils généralement saillie du côté de l'arcade alvéolaire. Ceux de la mâchoire supérieure toutefois peuvent se porter vers la cavité du sinus maxillaire. A la mâchoire inférieure, la tumeur étant toujours, dans l'origine, située au-dessus du niveau du canal dentaire, laisse au-dessous d'elle une notable partie de la hauteur de la branche horizontale de l'os, de sorte que cette branche conserve une grande solidité, quoique la partie alvéolaire, réduite à une mince coque osseuse, n'offre plus qu'une faible résistance. De là résulte la possibilité d'enlever la plupart des odontômes sans interrompre la continuité du maxillaire inférieur. Mais cette règle n'est pas sans exception. Les odontômes qui datent de la première enfance peuvent quelquefois déterminer l'amincissement, l'atrophie et la résorption de la partie inférieure de la branche horizontale aussi bien que de sa partie supérieure, de sorte que la mâchoire, après l'ablation de la tumeur, perd toute sa solidité. On est obligé, lorsqu'il en est ainsi, de recourir à la résection ; mais cette disposition étant exceptionnelle, et ne pouvant être reconnue avec certitude avant l'opération, le chirurgien doit toujours essayer d'extirper seulement l'odontôme, en se réservant de réséquer l'os immédiatement après, si cela paraît nécessaire.

Les odontômes embryoplastiques n'ont aucune tendance à la dentification ; ils conservent toujours la même structure, et peuvent, à toutes les époques, prendre de l'accroissement, sans que leur propre organisation y mette obstacle. Les autres odontômes sont dentifiables, quoique diverses circonstances puissent les empêcher de se dentifier. Ceux qui se dentifient présentent, dans leur évolution, trois périodes : 1° une période de formation pendant laquelle ce sont des tumeurs plus ou moins molles, vasculaires dans toute leur étendue, et tendant à s'accroître ; 2° une période de dentification, où leur croissance est sinon tout à fait arrêtée, du moins notablement ralentie, et où des tissus dentaires, en quantité croissante, viennent former, au sein de la masse morbide ou à sa surface, une nouvelle substance qui se développe aux dépens de leur première trame ; 3° enfin, une période d'état où la dentification est achevée, et où la tumeur devient entièrement stationnaire dans sa structure comme dans son volume.

Il semble au premier abord que, parvenue à cet état définitif et ayant tout à fait cessé de s'accroître, la tumeur devrait cesser en même temps de nuire aux parties environnantes et de provoquer des symptômes de réaction. Il n'en est rien cependant, et c'est précisément alors que les odontômes provoquent les accidents les plus sérieux. Cela tient, sans doute, en partie à la dureté plus grande de la masse morbide, qui, souvent irrégulière dans ses contours, exerce sur la paroi du kyste une action irritante. Mais il y a une autre cause plus décisive : c'est la chute spontanée de la tumeur, qui, perdant peu à peu toutes ses connexions vasculaires, finit par devenir libre dans la cavité du kyste, et par se comporter comme un corps étranger. Ce phénomène est analogue à celui qui amène, chez certains vieillards, la chute de dents parfaitement saines, mais dont le conduit nourricier a été oblitéré par suite des progrès de la dentification. Avant de se dentifier, les odontômes sont vasculaires; ils ne le sont plus après la dentification, et c'est alors que, n'ayant plus de connexions avec l'organisme, ils tendent à provoquer autour d'eux des accidents inflammatoires plus ou moins intenses, tels que l'ostéite, la carie ou la nécrose partielle du maxillaire, les perforations multiples du kyste osseux, les abcès ossifluents ouverts, soit dans la bouche, soit à l'extérieur, etc.

Ces accidents, au surplus, ne sont pas inévitables. Ils peuvent faire entièrement défaut, ou se réduire à une simple perforation de la gencive. Dans ce dernier cas, l'odontôme devient apparent dans l'intérieur de la bouche, comme une dent qui fait son éruption, et peut même servir à la mastication au même titre que les dents normales.

Marche, symptômes, pronostic. — Les odontômes se développent toujours, pendant quelque temps, dans l'épaisseur du maxillaire avant de constituer une tumeur apparente. Pendant cette première période, ils provoquent quelquefois des douleurs assez vives, analogues aux névralgies dentaires, mais, d'autres fois, les douleurs font entièrement défaut, et le premier symptôme est l'apparition de la tumeur.

Cette tumeur occupe l'un des points de la région des dents molaires. Au maxillaire inférieur, elle est plus ou moins fusiforme, faisant toutefois, en général, un peu plus de saillie en dehors qu'en dedans; elle est située, au moins pendant les premiers temps, au-dessous du niveau du bord alvéolaire. Au maxillaire supérieur, elle constitue une saillie arrondie qui soulève la muqueuse buccale au-dessus de ce bord. Plus tard, en se développant dans le sens de la hauteur, elle finit par atteindre le niveau du bord alvéolaire, et par se placer immédiatement au-dessous de la gencive.

Cette tumeur est indolente à la pression, et présente longtemps une dureté osseuse. Mais, lorsqu'elle a dilaté le bord alvéolaire, et qu'elle n'est plus séparée du doigt explorateur que par la gencive doublée du kyste membraneux, on sent à ce niveau qu'elle est à la fois ferme et dépressible, et qu'elle consiste, par conséquent, en une masse solide plus ou moins souple, contenue dans une cavité osseuse incomplète.

En même temps, et par suite de son volume croissant, elle dilate la paroi du kyste osseux qui la recèle; et il arrive un moment où cette coque, amincie par la distension, peut céder en certains points sous la pression du doigt, en donnant tantôt seulement la sensation d'une résistance vaincue, tantôt la sensation plus caractéristique d'un petit craquement, analogue à celui du parchemin sec.

Cette *sensation de parchemin*, décrite par Dupuytren, n'est pas, comme il paraissait le croire, exclusivement propre aux odontômes embryoplastiques (qu'il nommait corps fibreux des mâchoires); elle peut se présenter aussi non-seulement dans plusieurs autres variétés d'odontômes non dentifiés, mais encore dans les kystes, les chondrômes, et même les tumeurs des os maxillaires. Il faut tenir compte de cette dernière éventualité dans le diagnostic des odontômes.

En examinant la partie de l'arcade dentaire qui correspond à la tumeur, et en la comparant avec la région molaire du côté opposé, on constate presque toujours l'absence d'une ou plusieurs dents. Les dents atteintes d'odontômes coronaires circonscrits, ou d'odontômes radiculaires, peuvent faire normalement leur éruption. Mais, dans les autres cas, la dent affectée d'odontôme reste ordinairement incluse dans l'épaisseur de la mâchoire. — On constate donc alors au moins l'absence de cette dent. De plus, ainsi que nous l'avons déjà dit, les dents dont l'éruption devait s'effectuer après celle de la dent malade sont souvent déviées par la tumeur, et ne peuvent pas se faire jour vers l'extérieur. Par exemple, dans le cas où l'odontôme occupe la première molaire, la seconde et la troisième molaire n'effectuent pas leur éruption. Enfin, l'odontôme peut débuter sur une dent avant que celles qui la précèdent soient sorties de la mâchoire, ou même avant qu'elles soient entièrement formées ; et alors la tumeur peut, soit en les déviant, soit en arrêtant leur développement, les empêcher d'achever leur évolution. L'inspection de l'arcade dentaire permet donc de constater presque toujours l'absence de la dent de l'odontôme et de celles qui la suivent, et, quelquefois aussi, l'absence d'une et même de deux de celles qui la précèdent.

Cette règle, au surplus, est loin d'être invariable. Elle n'est applicable qu'aux odontômes d'un grand volume. Il est clair que, lorsque la tumeur est petite, les dents qui l'avoisinent peuvent échapper à son influence.

Le développement de la tumeur est quelquefois assez rapide, surtout chez les très-jeunes enfants. Mais ordinairement il est assez lent. On a même vu des odontômes rester à peu près stationnaires pendant un grand nombre d'années, et voilà pourquoi on a pu observer ces tumeurs sur des individus âgés de plus de 30 ans, et même dans un cas chez un homme de 34 ans (1). Peuvent-elles de-

---

(1) Les odontômes des follicules dentaires surnuméraires peuvent, comme ces follicules mêmes, se développer dans l'âge adulte.

venir définitivement stationnaires, et persister, sans accidents, jusque ans un âge avancé? Cela s'est vu chez le cheval, mais je n'en connais pas d'exemple chez l'homme.

Quoi qu'il en soit, il y a, dans la marche des odontômes, une première période pendant laquelle ils ne provoquent autour d'eux qu'une réaction nulle ou insignifiante. Ils sont alors indolents à la pression et ne gênent la mastication que par le volume de la tumeur qu'ils produisent. Ils peuvent, il est vrai, donner lieu à des douleurs névralgiques. Ils peuvent même, en envahissant d'arrière en avant les alvéoles voisins, amener l'ébranlement et la chute d'une ou plusieurs dents. Mais ils ne s'accompagnent d'aucune inflammation appréciable. Cette période, comme on l'a déjà vu, peut durer longtemps.

Dans la seconde période, qui, pour les odontômes dentifiables, coïncide en général avec l'époque où leur dentification s'achève, il survient une inflammation plus ou moins intense; la tumeur devient douloureuse; le kyste suppure, s'ulcère, s'ouvre dans la cavité buccale. Le tissu osseux adjacent devient bientôt le siége d'une ostéite qui peut se propager au loin dans l'os maxillaire, déterminer la chute de plusieurs dents, amener la formation de caries, de nécroses, de périostites, d'abcès ossifluents. Ces abcès s'ouvrent soit dans la bouche, soit à l'extérieur, et fournissent une suppuration fétide, abondante, intarissable, qui, se mêlant à la salive, peut devenir une cause d'infection putride. L'épuisement et la mort ont été plus d'une fois la conséquence de ces accidents. Certains odontômes, au moment où leur dentification s'achève, perdent toutes leurs connexions vasculaires et deviennent de véritables corps étrangers : les accidents que nous venons d'indiquer sont alors tout à fait inévitables.

Le pronostic des odontômes est donc sérieux, mais il tire toute sa gravité des complications qui surgissent autour de la tumeur et non de la tumeur elle-même. Celle-ci ne présente aucun des caractères, aucune des propriétés dont l'ensemble constitue ce qu'on appelle la malignité. Dans sa période d'accroissement, elle se borne à refouler les parties environnantes, et ne les envahit jamais par propagation ; elle n'a aucune tendance à s'ulcérer ; elle n'exerce sur les ganglions aucune action spécifique, elle ne détermine ni infection générale ni généralisation. Enfin, lorsqu'elle est complétement enlevée, elle ne récidive ni sur place ni à distance.

En un mot, tout nous autorise à ranger les odontômes au nombre

des productions accidentelles qui sont la conséquence d'un trouble
de nutrition entièrement local. Et ce qui, dans beaucoup de cas,
atténue encore le pronostic, c'est la facilité avec laquelle la tumeur
se prête à l'énucléation, disposition qui permet souvent d'en pratiquer l'extirpation à l'aide d'une opération relativement peu grave,
et sans détruire la continuité du maxillaire.

Diagnostic. — Il pourra paraître prématuré de traiter ici du diagnostic des odontômes, puisque jamais jusqu'ici la nature de ces tumeurs n'a été exactement déterminée sur le vivant. Mais les caractères qui distinguent certaines variétés ont été plusieurs fois cons-
tatés par les chirurgiens. Par exemple, nous pouvons profiter des
observations de Dupuytren, qui a connu quelques-uns des traits
distinctifs de nos odontômes embryoplastiques, appelés par lui *corps
fibreux enkystés* des mâchoires. Les notions que nous allons exposer
ne sont donc pas entièrement théoriques. Elles découlent d'ailleurs
d'un certain nombre de faits cliniques qui existent dans la science
sous des titres divers et que nous pouvons aujourd'hui, d'après la
description des pièces, considérer avec certitude comme des cas
d'odontômes. Elles n'ont sans doute pas la valeur des règles de diagnostic qui ont reçu fréquemment la sanction de la pratique, mais
nous espérons, du moins, qu'elles pourront être utilisées à l'a-
venir.

Nous avons déjà, à plusieurs reprises, indiqué l'un des principaux éléments de ce diagnostic. Nous voulons parler de l'époque
de la vie où débute la tumeur. Une tumeur maxillaire dont la formation est évidemment postérieure à la fin de la seconde dentition,
ou seulement à l'époque où s'achève l'évolution des dents de la région malade, n'a presque aucune chance d'être un odontôme. Nous
dirions même qu'elle n'en a aucune si nous ne savions que des
germes surnuméraires peuvent se développer dans les mâchoires
jusque dans l'âge adulte; mais cette chance est tellement minime
qu'elle peut être presque entièrement négligée. L'idée d'un odontôme devra donc être écartée comme improbable, lorsque la tumeur aura débuté après l'époque de la dentition.

Au point de vue du diagnostic, nous aurons à examiner successivement le cas où la tumeur reste plus ou moins complétement incluse dans l'épaisseur de la mâchoire, et celui où une éruption graduelle, non accompagnée de suppuration, met à jour sur l'arcade
dentaire une notable partie de la dent malade.

Dans le premier cas, le diagnostic est principalement rationnel;
dans le second cas, au contraire, l'inspection directe de la partie

de la masse dentaire qui fait saillie dans la bouche fournit des signes sensibles, quelquefois tout à fait décisifs.

Tous les odontômes dentifiés peuvent percer lentement la gencive, et effectuer une éruption plus ou moins comparable à celle d'une dent normale. Cette circonstance ne se présente qu'exceptionnellement pour les odontômes odontoplastiques, tandis qu'elle est bien plus fréquente pour les odontômes coronaires diffus, et qu'elle est à peu près constante pour les odontômes coronaires circonscrits, et pour les odontômes radiculaires.

Les odontômes coronaires circonscrits se reconnaissent à la simple inspection de la couronne, qui tient son rang et sa place, et qui est régulièrement conformée, à cela près qu'elle supporte sur un de ses côtés une petite masse dentaire irrégulière et comme verruqueuse. Cette petite végétation, lorsqu'elle est retenue près du collet, pourrait être confondue avec un amas de tartre ; mais il suffit de nettoyer et de déchausser un peu la dent pour rendre le diagnostic évident.

Les odontômes radiculaires dont la couronne a fait son éruption sont caractérisés par l'existence d'une tumeur régulière très-dure, située dans l'épaisseur du bord alvéolaire, immédiatement au-dessous d'une dent molaire bien conformée, tumeur indolente, qui existait avant l'éruption de cette dent, et qui, depuis l'éruption, n'a pris aucun accroissement. On pourrait la confondre avec une tuméfaction du tissu osseux péri-alvéolaire, accident qui survient quelquefois au moment de l'éruption de certaines dents ; mais cette tuméfaction, produite par l'inflammation du tissu osseux, est plus diffuse que celle de l'ondontôme ; elle présente d'ailleurs les caractères de l'ostéite, et se dissipe ordinairement, ou du moins s'atténue d'une manière notable lorsque l'éruption est achevée.

Lorsque les odontômes coronaires effectuent leur éruption, la partie de la couronne qui les surmonte paraît la première au-dessus de la gencive ; après elle paraît en général une partie dentifiée irrégulièrement, et cette masse extra-alvéolaire se continue directement avec une tumeur, en général plus volumineuse, qui reste incluse dans l'épaisseur de l'os. Le diagnostic est donc le même que dans les cas précédents, avec ceci de plus, que la couronne que l'on aperçoit est incomplète et qu'elle fait corps avec une masse dentaire irrégulière qui la supporte.

Enfin les odontômes odontoplastiques dentifiés qui percent la gencive sont d'un diagnostic encore plus facile. Leur situation sur le bord alvéolaire, au niveau de la rangée des dents, prouve qu'il s'agit d'une tumeur dentaire; et la forme très-irrégulière de cette tumeur, l'absence d'une couronne figurée, prouvent que cet odontôme est né pendant la période odontoplastique. On a plus d'une fois pris ces tumeurs pour des séquestres ou pour des exostoses des os maxillaires, mais l'erreur n'était vraiment possible qu'à une époque où l'histoire des odontômes était inconnue.

Passons maintenant aux odontômes qui restent inclus dans l'épaisseur des mâchoires. Le diagnostic ici est rendu plus difficile par cette circonstance que la tumeur est inaccessible à l'exploration directe; mais, d'un autre côté, les troubles particuliers qu'elle fait subir à l'éruption des dents, et qui sont d'autant plus graves qu'elle est plus volumineuse, fournissent des indications précieuses et quelquefois décisives.

Le premier élément du diagnostic est la détermination de l'époque et du lieu précis où la tumeur a débuté et des rapports qu'elle affecte avec l'appareil de la dentition. Si la tumeur occupe la région des incisives, l'idée de l'odontôme est écartée comme improbable, puisque jusqu'ici les germes de ces dents paraissent n'avoir aucune tendance à se développer sous forme de tumeur solide. Le jugement devra être plus réservé si la tumeur est située dans la région de la dent canine; car on connaît un exemple d'odontôme de cette dent, mais on n'en connaît qu'un seul, chez l'homme du moins; et dans ce cas unique, l'odontôme, né après la formation d'une grande partie de la couronne (odontôme coronaire), n'avait pas empêché celle-ci de faire son éruption, de sorte qu'il n'existe en réalité aucune observation d'odontôme d'une canine humaine, demeuré inclus dans la mâchoire. En somme, tous les faits recueillis jusqu'à ce jour nous autorisent à restreindre notre diagnostic des odontômes inclus, à ceux qui occupent la région des molaires.

Considérons donc une tumeur maxillaire, développée dans la région des dents molaires, et dont la formation est antérieure à l'époque où l'éruption de ces dents s'est effectuée du côté opposé. Ces deux premières conditions sont nécessaires pour que la tumeur puisse être un odontôme, mais il faut en outre que l'éruption des molaires du côté malade soit incomplète, et qu'il manque au moins une de ces dents, car nous laissons de côté l'éventualité toujours très-improbable d'un odontôme développé dans un bulbe surnuméraire.

Il manque, disons-nous, au moins une dent, celle qui est le siége de l'odontôme. La constatation de ce caractère est facile, même chez les sujets dont la dentition n'est pas achevée, puisque le côté sain de la mâchoire fournit un terme de comparaison ; mais il ne suffit pas de constater que l'arcade dentaire est actuellement incomplète ; il faut constater encore, par un interrogatoire précis, qu'elle l'a toujours été. La plupart des tumeurs maxillaires peuvent en effet amener l'ébranlement et la chute d'une ou plusieurs dents ; d'autres fois les dents, quoique solidement implantées, ont été arrachées dans l'espoir de calmer les douleurs provoquées par la tumeur. C'est une cause d'erreur sur laquelle il suffit d'appeler l'attention des praticiens. Ainsi l'absence d'une ou plusieurs dents ne prouve rien ; mais lorsqu'on constate que ces dents sont absentes *par défaut d'éruption*, le diagnostic d'une affection de l'un des follicules dentaires devient très-probable.

Cette affection peut être un kyste ou un odontôme, et pendant les premiers temps le diagnostic est souvent douteux. Lorsque le kyste dentaire est assez avancé dans son développement, il amincit sa coque osseuse, il peut devenir fluctuant et même transparent, et l'incertitude disparait alors (1). Mais déjà avant cette époque le diagnostic peut être rendu, sinon certain, du moins probable par les circonstances suivantes :

Le kyste dentaire se développe principalement du côté de la face antéro-externe du maxillaire inférieur, tandis qu'en général, l'odontôme fait, en outre, une saillie plus ou moins considérable sur la face postéro-interne de l'os. A la mâchoire supérieure, ce trait distinctif est moins prononcé ; toutefois il ne fait pas entièrement défaut.

La tumeur du kyste dentaire ne se rapproche pas autant du bord alvéolaire que celle de l'odontôme ; elle s'arrête même, en général, à plus d'un centimètre de la ligne d'émergence des dents. L'odontôme au contraire, en se développant, envahit et dilate le bord alvéolaire et vient se mettre en contact avec la membrane gingivale.

Le kyste dentaire ne porte pas atteinte à l'éruption des dents voisines. La dent dont le follicule est affecté est absente ; mais celles qui la précèdent et celles qui la suivent sont au complet, et forment même le plus souvent une rangée parfaitement continue,

---

(1) Nous lisons toutefois dans une observation de M. Nélaton qu'une tumeur fibreuse enkystée (c'est-à-dire un odontôme embryoplastique) du maxillaire inférieur présentait une légère translucidité. Une ponction exploratrice pratiquée avec une aiguille à cataracte prouva qu'il ne s'agissait pas d'un kyste, mais d'une tumeur solide. (*Gazette des hôpitaux*, 3 juillet 1852, p. 109.)

de sorte que le défaut de la dentition n'est pas évident, et qu'il faut compter les dents pour le constater.

L'odontôme au contraire empêche l'éruption des dents qui auraient dû prendre rang après la dent malade, quelquefois même d'une ou deux des dents qui la précèdent.

Ces divers caractères distinctifs perdent tout ou partie de leur valeur lorsque l'affection occupe le follicule de la dent de sagesse. Le diagnostic alors pourrait rester douteux si l'on n'avait la ressource de pratiquer une ponction exploratrice, qui doit être faite sur le point le plus dépressible. La situation de ce point fournit déjà une indication d'une certaine valeur ; dans l'odontôme, en effet, il se trouve en général sur la face de la tumeur qui correspond au bord alvéolaire, tandis que, s'il s'agit d'un kyste, c'est toujours sur la face antéro-externe de la tumeur que la paroi est le plus amincie.

Le caractère désigné par Dupuytren sous le nom de *sensation de parchemin* s'observe dans les kystes comme dans les odontômes. Il est d'ailleurs certain que plusieurs autres espèces de tumeurs maxillaires, en dilatant et amincissant l'écorce compacte de l'os, donnent lieu, en certains points et à un certain moment, à la même sensation. Ce caractère n'a donc pas toute la valeur que lui accordait Dupuytren. N'oublions pas d'ailleurs qu'il ne se manifeste qu'assez tard, lorsque l'odontôme a pris assez de volume pour rendre flexible la coque osseuse qui l'entoure ; ajoutons enfin qu'il disparaît lorsque la tumeur est dentifiée.

S'il était donné à un chirurgien d'examiner un odontôme dentifiable avant, pendant et après la dentification, de constater d'abord l'existence d'une tumeur dépressible donnant la crépitation du parchemin, et de reconnaître que plus tard cette même tumeur est devenue très-dure, le diagnostic serait tout à fait certain.

Il ne le serait pas moins si, sur la face de la tumeur qui correspond au bord alvéolaire, on sentait avec le doigt des noyaux d'une dureté osseuse, entourés d'une substance encore souple et dépressible, ce qui serait l'indice non équivoque d'un odontôme en voie de dentification. Dans un cas de ce genre, que j'ai opéré avec mon regrettable ami Follin, j'avais diagnostiqué avant l'opération une tumeur myéloïde, en souvenir d'une pièce sur laquelle j'avais trouvé des végétations osseuses assez volumineuses, au milieu d'une tumeur myéloïde de la mâchoire inférieure. Après l'opération, je constatai avec surprise qu'il s'agissait d'une tumeur en voie de dentification ; surprise d'autant plus naturelle que ce fait, alors entièrement nouveau, est encore aujourd'hui unique dans la science.

C'est cette pièce remarquable qui m'a conduit à l'explication des tumeurs dentifiées, et qui m'a permis de constituer le groupe des odontômes; et j'ai lieu de croire que, lorsqu'un fait semblable se présentera de nouveau à l'observation, le caractère qui m'a induit en erreur sera précisément celui qui servira à établir un diagnostic exact.

Les odontômes dentifiés ont été plus d'une fois pris pour des exostoses ou pour des séquestres, non-seulement à cause de leur dureté, mais encore à cause des résultats fournis par l'exploration directe, faite au moyen du stylet. On n'a pas oublié, en effet, que ces tumeurs provoquent souvent la formation d'abcès ossifluents, avec fistules multiples ouvertes soit dans la bouche, soit à l'extérieur. Le stylet introduit dans ces ouvertures rencontre quelquefois des parties osseuses cariées ou ramollies par l'inflammation; mais il pénètre en outre dans la cavité qui renferme l'odontôme, et y heurte la surface dure et éburnée de la tumeur. La mobilité de celle-ci a été plusieurs fois constatée à l'aide du stylet, ou même à l'aide du doigt, dans certains cas où la membrane gingivale, largement ulcérée, laissait apercevoir, dans l'intérieur de la bouche, la surface de l'odontôme. Ces caractères physiques, joints aux commémoratifs, doivent rendre tout à fait évident le diagnostic des odontômes dentifiés. S'il en a été autrement jusqu'ici, c'est parce que l'attention des chirurgiens n'avait pas encore été appelée sur ces tumeurs.

Traitement. — Les odontômes ne comportent d'autre traitement que l'extirpation, et ce que nous avons dit plus haut de la gravité des accidents qu'ils peuvent produire nous autorise à ajouter que ce traitement doit être appliqué le plus tôt possible.

La plupart des malades qui ont été opérés l'ont été par la résection de la partie correspondante du maxillaire, parce que l'on avait diagnostiqué une affection organique de l'os même. Mais l'indication est tout autre maintenant que l'on sait que ces tumeurs sont étrangères au tissu osseux, qu'elles ne récidivent pas, et qu'elles sont contenues dans un kyste qui en rend l'énucléation facile. On doit donc se proposer de n'enlever que la tumeur, et de ne faire subir au tissu osseux que la perte de substance nécessaire pour pratiquer l'énucléation.

Cette méthode de l'énucléation, instituée par Dupuytren pour le traitement des « corps fibreux » des mâchoires, qui ne sont qu'une variété d'odontômes, doit donc être étendue au traitement de tous les autres odontômes. Elle est toujours applicable aux odontômes du maxillaire supérieur. Lorsque la tumeur occupe la mâchoire inférieure, il peut se faire que l'os dilaté, aminci, ou même absorbé par places, n'ait plus assez de résistance pour conserver sa continuité après l'énucléation, et alors la résection devient inévitable; mais il est rare que cette disposition puisse être constatée bien nettement avant l'opération. Le chirurgien doit donc se proposer, avant tout, de se borner à l'énucléation, mais se préparer toutefois, le cas échéant, à pratiquer la résection, et disposer son opération en vue de cette éventualité.

Le cas le plus simple est celui de l'odontôme radiculaire, dont la couronne a fait éruption. D'une part, en effet, cette couronne donne prise aux instruments du dentiste, et, d'une autre part, la tumeur est toujours très-rapprochée du bord alvéolaire et contenue dans un alvéole très-dilaté, d'où il ne paraît pas très-difficile de l'extraire. Dans le cas communiqué à la Société de chirurgie par M. Maisonneuve, ce chirurgien, ayant constaté l'existence d'une tumeur maxillaire qu'il se proposait d'opérer, conseilla au malade de faire d'abord extraire une dent qui surmontait la tumeur. Le malade alla donc chez un dentiste, qui arracha la dent sans difficulté, et amena du même coup un odontôme radiculaire, gros comme une petite noix, qui faisait corps avec la dent et constituait toute la tumeur (1). Il est probable que l'ablation des odontômes radiculaires ne sera pas toujours aussi simple; mais il est probable aussi qu'on pourra toujours, soit en extirpant une ou deux dents voisines, soit en faisant subir au bord alvéolaire une petite perte de substance, extraire, sans délabrement notable et sans incision extérieure, les odontômes radiculaires. Si je me borne à dire que cela est probable, c'est parce que l'expérience fournie par un fait encore unique ne suffit pas pour établir une règle positive.

Les odontômes entièrement renfermés dans l'épaisseur des mâchoires ne peuvent être extraits qu'à travers une large perte de substance de la paroi de leur kyste osseux. Ceux qui occupent la partie antérieure de la région des dents molaires peuvent être d'abord attaqués par la bouche, sans incision préalable; mais le malade doit être prévenu que les incisions seront peut-être nécessaires, et que la résection même pourra devenir indispensable. Quant aux odontômes qui s'étendent jusqu'au niveau des dents molaires postérieures, ils peuvent encore être extraits par la bouche, mais seulement lorsqu'ils sont complétement dentifiés, et que

(1) *Bull. de la Soc. de chirurgie*, 11 juillet 1855, t. VI, p. 59. — Forget, *Mem. sur les anomalies dentaires*, Paris, 1859, in-4°, p. 27.

l'exploration faite avec un stylet, à travers les fistules, a permis de constater la mobilité de la masse dentaire; ou encore lorsque cette masse, ayant ulcéré et perforé la gencive, fait dans la cavité buccale une saillie qui donne prise aux instruments. Mais, lorsqu'il n'y a ni ulcération ni fistules, la tumeur, dentifiée ou non, n'est pas assez mobile pour être enlevée à travers une simple incision de la gencive; il faut donc la mettre à découvert en réséquant, dans toute son étendue, la paroi externe du kyste osseux, ce qui ne peut se faire qu'à l'aide d'une incision de la joue.

Cette incision, partant toujours de la commissure labiale, sera dirigée obliquement en haut s'il s'agit d'un odontôme du maxillaire supérieur. Si la tumeur occupe la mâchoire inférieure, le chirurgien taillera les chairs suivant l'un des procédés usités dans la résection partielle du corps de cet os.

La face externe de la tumeur étant mise à nu, on attaquera la paroi correspondante du kyste osseux à l'aide des instruments appropriés, et on l'excisera dans toute son étendue. Alors, suivant que la tumeur paraîtra plus ou moins énucléable, suivant qu'on trouvera au-dessous d'elle une partie osseuse capable ou non de maintenir la continuité de l'os, on se décidera pour l'énucléation ou pour la résection. Il est bien entendu que l'énucléation, pour être efficace, doit être complète, car, s'il fallait laisser en place la moindre parcelle d'un odontôme non dentifié, on s'exposerait à une récidive. Le meilleur moyen de conjurer cet accident consiste à enlever non-seulement la tumeur proprement dite, mais encore la paroi membraneuse qui l'entoure; pour cela on se servira d'une spatule, d'un grattoir, ou d'un de ces instruments mousses et recourbés, qu'on emploie dans les résections sous-périostées pour détacher le périoste. Cette précaution serait inutile si l'odontôme était entièrement dentifié, et surtout s'il était séparé de son kyste membraneux par une couche de pus.

§ 5. — Historique.

Après avoir exposé les principaux résultats des recherches qui m'ont conduit à constituer sous le nom d'odontômes un nouveau groupe de tumeurs, je crois devoir indiquer les faits et les notions dont je suis redevable à mes devanciers.

La science possédait déjà deux ordres de notions se rattachant d'une part aux odontômes dentifiés, d'une autre part aux odontômes non dentifiés. Mais les observateurs, n'ayant établi aucun rapprochement entre ces deux catégories d'odontômes, dont ils ne connaissaient pas la parenté, n'avaient pu ni expliquer la formation des premiers, ni deviner l'évolution des autres, et n'avaient pu dès lors en donner que des descriptions insuffisantes.

Je parlerai d'abord des odontômes dentifiés. J'en ai trouvé plusieurs observations bien nettes dans les auteurs du dix-huitième siècle. La plus ancienne fut publiée par Fauchard dans un chapitre intitulé : *Trois observations sur les excroissances pierreuses formées sur les dents ou dans leur voisinage* (1). J'ai déjà indiqué ce fait à propos de l'étiologie des odontômes. En voici le résumé succinct : Un enfant de 4 ans se fit, en tombant de cheval, une contusion de la mâchoire inférieure du côté droit. Un abcès se forma en ce point et se cicatrisa bientôt, sans autre complication. Vers l'âge de 7 ans, une tumeur dure et indolente se développa graduellement sur la partie correspondante du maxillaire. Cette tumeur continuant à croître, on essaya d'en arrêter les progrès en pratiquant l'ablation de plusieurs dents adjacentes: mais cela ne produisit aucune amélioration. Il ne survint aucune complication jusqu'à l'âge de 16 ans, époque où un abcès se forma sur la partie postérieure de la tumeur. Cet abcès s'ouvrit dans la bouche et ne se cicatrisa pas. En même temps, la joue devint le siége d'une tuméfaction inflammatoire sur laquelle on pratiqua d'abord une incision, puis une seconde, puis une incision cruciale, suivie de plusieurs cautérisations au fer rouge. Le malade, las de ce traitement qui avait duré dix-huit mois et qui n'avait fait qu'aggraver sa position, finit par congédier son chirurgien ; mais, cinq ans plus tard, il s'adressa au dentiste Carméline, qui trouva dans la bouche une tumeur volumineuse, dure, irrégulière, peu adhérente, et qui en pratiqua l'extraction sans aucune difficulté. Les accidents se dissipèrent promptement, mais il resta à la partie inférieure de la joue un trou qui communiquait avec la bouche, et par où s'écoulaient la salive et les aliments. Fauchard fit représenter la pièce en grandeur naturelle dans la 4ᵉ planche de son ouvrage (2); malgré l'imperfection de la gravure, il est facile d'y reconnaître les caractères d'un odontôme dentifié, et tous les détails de l'observation confirment ce diagnostic rétrospectif. Mais Fauchard ne pouvait soupçonner la nature de cette affection. — Le titre d'*excroissance pierreuse*, placé en tête du chapitre, l'expression de *corps pierreux*, qui se trouve dans le texte,

(1) Fauchard, *Le Chirurgien-dentiste*, 2ᵉ éd., Paris, 1786, in-12, t. I, p. 397 (La 1ʳᵉ éd. est de 1728).

(2) Même volume, p. 236, planche IV.

celle d'*époulis pétrifié*, qui figure dans l'explication de la planche, pourraient faire croire qu'il considérait la tumeur comme un dépôt inorganique ; et ce qui semble appuyer encore cette interprétation, c'est que la troisième observation du chapitre est relative effectivement à une énorme masse de tartre déposée sur l'une des molaires d'une femme très-âgée ; — mais, au moment de conclure, Fauchard se rattacha à une autre opinion. « Ce n'est pas, dit-il, une matière « tartreuse, mais bien plutôt un *suc osseux* qui s'est échappé de la « substance de l'os même, par la rupture de quelques fibres os- « seuses, à peu près comme il arrive dans la formation des *exos-* « *toses*. » Il résulte de ce passage que l'auteur, après avoir tant soit peu hésité, avait fini par considérer la tumeur comme une production osseuse. Depuis lors, et jusqu'à une époque toute récente, les odontô- mes dentifiés ont été décrits le plus souvent comme des exostoses des os maxillaires. Cette confusion était difficile à éviter, puisqu'on ne possédait alors aucun moyen propre à faire reconnaître les tissus dentaires. Le microscope était encore inusité, et la chimie n'était pas assez avancée, pour donner des réponses décisives. L'analyse chimique, loin de conduire à la découverte de la vérité, contribua même à entretenir la confusion. Dans un cas, d'ailleurs fort remar- quable, qui fut communiqué par Morelot à l'Académie royale de chirurgie, et qui fut publié par Bordenave dans son mémoire *sur les exostoses de la mâchoire inférieure* (1), le diagnostic d'une exostose, admis par Morelot, fut d'abord contesté par les commissaires de l'Académie, parce que la tumeur n'avait aucune continuité avec le tissu de l'os maxillaire. Mais l'analyse chimique, faite par Tenon, ayant établi que la masse morbide se composait, comme les os ordinaires, d'une substance inorganique soluble dans « l'acide ni- treux » et d'une substance organique « semblable à bien des égards au parenchyme des os, » Bordenave admit que la tumeur était « une concrétion produite par l'épanchement des sucs osseux après une maladie des dents et de l'os maxillaire. »

Ce fut ainsi que, malgré leur parfait isolement, et malgré la na- ture toute spéciale des accidents qu'ils produisaient, les odontômes dentifiés furent maintenus dans la classe des exostoses. Lorsque la tumeur était surmontée d'une couronne dentaire bien manifeste, comme cela a lieu dans les odontômes coronaires radicu- laires, lorsqu'il était évident qu'elle était étrangère à l'os maxillaire, et qu'elle était née sur la dent même, on était bien obligé de recon-

____

(1) *Mém. de l'Acad. de chirurgie*, t. V, p. 352-355 et pl. XI, Paris, 1774, in-4.

naître que ce n'était pas une exostose ordinaire, mais on supposait toujours que la masse morbide était constituée par du tissu osseux. Le premier auteur qui ait reconnu la nature dentaire et l'origine, sinon la véritable cause d'un odontôme dentifié, est mon vénérable collègue de l'Académie de médecine, M. Oudet. En 1809, pendant son internat à l'Hôtel-Dieu, il constata, chez un homme de 25 à 30 ans, entré dans le service de Pelletan pour une fracture de la clavicule, l'existence d'une tumeur mamelonnée, dure et comme pierreuse, qui faisait saillie dans la bouche à la place des petites molaires droites du maxillaire inférieur. Il pratiqua avec le pélican et le davier l'extraction de cette masse irrégulière, et reconnut qu'elle était formée par la réunion d'un grand nombre de mamelons inégaux, recouverts d'émail et semblables à des couronnes incomplètes de canines et d'incisives. Une autre tumeur de même apparence existait du côté opposé, mais le malade ne voulut pas se soumettre à une seconde opération. En communiquant plus tard ce fait remarquable à la Société de la Faculté de médecine, M. Oudet émit l'opinion que « la tumeur paraissait avoir été pro- « duite par le développement et la réunion aussi extraordinaire que « monstrueuse de plusieurs germes de dents incisives et cani- « nes (1). » Cette pièce sera décrite et représentée plus loin ; on verra qu'il s'agit d'un odontôme odontoplastique, avec multiplication des bulbes dentaires ; mais, si nous n'adoptons pas l'explication donnée par M. Oudet, il est juste de reconnaître qu'il a eu le mérite de rapporter l'origine de cet odontôme aux périodes odontogéniques, et d'attribuer à un développement monstrueux des bulbes dentaires une lésion qui avait été confondue jusque-là avec les exostoses de la mâchoire.

A l'époque où le fait de M. Oudet fut publié, le créateur de la philosophie anatomique, Étienne Geoffroy-Saint-Hilaire, exécutait ses grands travaux sur l'unité de composition organique, et s'efforçait en particulier de ramener à un type uniforme tous les appareils dentaires des mammifères et même des oiseaux. Pour passer des dents simples de l'homme aux dents composées de l'éléphant, et de celles-ci au bec des oiseaux, il lui suffisait d'admettre la fusion de plus en plus intime et complète des germes dentaires, et, pour montrer la possibilité de cette fusion, il empruntait à d'anciens auteurs des histoires comme celle du roi Pyrrhus, dont toutes les

____

(1) Voir le rapport de Duval et Hip. Cloquet, dans les *Bulletins de la Faculté de médecine*, 1821, t. VII, p. 369.

dents supérieures, au dire de Plutarque, ne formaient qu'un os continu. Il aurait préféré, sans doute, des observations plus modernes et plus authentiques; et on juge, d'après cela, de l'empressement qu'il mit à étudier la pièce de M. Oudet. Il n'hésita pas à admettre que ce « bloc monstrueux » était constitué par la fusion de plusieurs dents, et ajouta que c'était « la répétition parfaite » de la disposition de la dernière molaire supérieure des cochons (1).

Cette théorie illusoire eut du moins l'avantage de le conduire à chercher, dans la pathologie comparée, des cas de monstruosités dentaires que nous pouvons utiliser aujourd'hui dans la description des odontômes. Sur une dent de cheval, large de 10 centimètres, il compta jusqu'à 80 mamelons « annonçant autant d'éléments den- « taires. — Il sont accumulés en tous sens; c'est une confusion « inextricable (2). » Pour nous, ce cas remarquable est un exemple d'odontôme odontoplastique dentifié avec multiplication des bulbes(3). Une autre pièce, préparée comme la précédente par M. Emmanuel Rousseau, et provenant de la mâchoire supérieure d'un cheval de 2 ans, présenta sur sa coupe des stratifications « de lames « épaisses, denses, et réellement éburnées. » C'était un bel exemple d'odontôme coronaire (4).

Ces faits importants, consignés dans un mémoire d'anatomie transcendante, et mariés d'ailleurs à une théorie fort contestable, n'attirèrent pas l'attention des chirurgiens, et ne firent faire aucun progrès à la question. Il manquait d'ailleurs à la description de ces productions ostéoïdes un élément essentiel, c'était la détermination de leur structure. On les avait confondues jusque-là avec des exostoses, et, pour introduire une autre interprétation, il fallait le secours du microscope. J'ai lieu de croire que personne n'avait étudié la structure microscopique d'un odontôme dentifié, avant M. Carl

(1) Ét. Geoffroy-Saint-Hilaire , *Système dentaire des mammifères et des oiseaux*, etc. 1re partie (la 2e partie n'a pas paru), Paris, 1824. Br. in-8 avec une planche, p. 33, et dans l'Appendix note 9, p. 77 et suiv. et pl. I, fig. 18.

(2) *Loc. cit.*, p. 79.

(3) L'auteur se proposait de faire représenter cette pièce sur une planche qui devait accompagner la seconde partie, et qui ne fut pas publiée. Mais M. Emmanuel Rousseau a donné dans son traité d'*Anatomie comparée des systèmes dentaires* (pl. XXVI, fig. 7), une figure de cet odontôme.

(4) On peut s'en assurer sur la pièce, qui se trouve actuellement au Muséum d'histoire naturelle dans la galerie d'anatomie comparée, salle 4 du 1er étage, n° 1324. C'est la 4e molaire supérieure qui est le siége de la tumeur. Une partie de la couronne de cette dent a fait éruption et a été usée par la mastication, mais la partie remplacée par l'odontôme est restée incluse dans l'os maxillaire.

Wedl, auteur d'une histologie pathologique, publiée à Vienne en
1853. Je ne connais cet ouvrage que par la traduction anglaise de
M. Busk, publiée à Londres, en 1855, par la Société Sydenham. A
la page 520, entre la description des couches cémentaires stratifiées
qui se déposent si fréquemment sur les racines, et celle des lésions
microscopiques de la carie, se trouve l'observation d'une tumeur
maxillaire, développée dans la région de la dent de sagesse droite,
et extraite sans difficulté par le docteur Jarisch. Une figure interca-
lée dans le texte prouve manifestement qu'il s'agit d'un odontôme
odontoplastique. A l'œil nu, on distinguait déjà, à la surface de la
tumeur, des parties couvertes d'émail, et d'autres parties qui offraient l'apparence de l'ivoire. Une coupe montra que des traînées
d'émail se prolongeaient irrégulièrement dans l'épaisseur de la tumeur au milieu de la masse d'ivoire. L'existence de ces deux tissus
dentaires fut en outre constatée par l'examen microscopique.
M. Wedl conclut en disant : « La formation de cette dent ne peut
« être attribuée qu'à un *vitium primæ conformationis*, consistant dans
« le développement de nombreuses protrusions papillaires sur ce
« que M. Kölliker appelle l'organe de l'émail (*organon adamantinæ*),
« protrusions adaptées à des protrusions correspondantes de la pulpe
« dentaire. Mais ces papilles de nouvelle formation n'avaient pas
« de racines (1). »

L'expression de *vitium primæ conformationis* prouve évidemment
que M. Wedl a entrevu l'origine de cette tumeur dentaire, mais
prouve en même temps qu'il n'en a pas connu le mode de formation. Ce qui produit les odontômes, ce n'est pas, en effet, un vice
de conformation primordial, mais une déformation consécutive à
une maladie de la pulpe, et, quant à l'organe de l'émail que l'auteur a paru considérer comme le point de départ de la lésion, nous
pouvons dire aujourd'hui qu'il n'avait été atteint que secondaire-
ment, par suite d'une maladie primitive de la pulpe.

Cette observation était tout à fait inconnue en France, lorsque
M. Forget présenta à la Société de chirurgie, le 11 juillet 1855, une
pièce qui est déposée aujourd'hui dans le musée Dupuytren, et qui
peut être citée comme un des types les plus remarquables des
odontômes dentifiés : « Est-ce là, disait-il, une exostose qui, déve-
« loppée dans le centre de l'os, a déjeté et refoulé les dents et
« chassé les bulbes? Est-ce une exostose de la racine même des

____

(1) Carl Wedl, *Pathologische Histologie*, trad. anglaise intitulée *Rudiments of Pa-
thological Histologie*. Lond., 1855, un vol. in-8, p. 250-253.

« dents? » Dans le doute, M. Forget demandait l'avis de la Société (1).
Deux membres seulement lui répondirent : M. Houel admit qu'il
s'agissait d'une exostose éburnée, semblable à celles qui se forment
quelquefois dans le sinus frontal et dans le sinus maxillaire; mais
M. Maisonneuve qui, par une singulière coïncidence, avait apporté,
ce jour-là même, pour le montrer à la Société, un odontôme radiculaire qu'il considérait comme une dent exostosée, émit l'avis que
la tumeur de M. Forget était également «une véritable exostose de
la substance dentaire. » Je cite ces opinions pour montrer où en
étaient alors parmi nous les connaissances des chirurgiens sur la
nature des odontômes dentifiés. On admettait sans contestation
que c'étaient des exostoses, c'est-à-dire des tumeurs formées de
tissu osseux. On se demandait seulement si ces exostoses prove-
naient des dents elles-mêmes, ou de l'os environnant. La question
n'ayant pas été résolue, M. Forget porta sa pièce à M. Robin, qui
l'étudia au microscope, et constata que c'était une masse d'ivoire,
renfermant en outre, soit à sa surface, soit dans son épaisseur, de
nombreuses traînées d'émail (2). Il était évident, dès lors, que la
tumeur ne pouvait provenir de l'os maxillaire, qu'elle dépendait
exclusivement de l'appareil dentaire et qu'elle avait pris naissance
dans les follicules, pendant les périodes odontogéniques.

Telle fut l'opinion de M. Robin et surtout de M. Forget qui, ayant
eu l'occasion d'examiner plusieurs autres tumeurs osseuses ou ossiformes des mâchoires provenant de l'homme ou du cheval, publia, en 1859, un mémoire où toutes ces pièces furent décrites et
figurées en même temps que la précédente (3). J'ai retrouvé, soit
dans le musée Dupuytren, soit dans le musée de l'École d'Alfort,
la plupart de ces pièces ; je les ai soumises à l'examen microscopique, et j'ai pu m'assurer que ce sont de véritables odontômes,
mais des odontômes principalement ou exclusivement cémentaires,
les uns coronaires (4), les autres radiculaires , et différant dès lors

(1) *Bulletins de la Soc. de chirurgie*, 1re série, t. VI, p. 58-59.

(2) M. Robin crut en outre trouver dans cette tumeur une certaine quantité de cément
caractérisé par la présence des corpuscules osseux. Mais j'ai étudié la même pièce avec
le plus grand soin, et je crois pouvoir affirmer qu'elle ne renferme point de cément. On
y trouve seulement, dans les points où l'ivoire aboutit à l'émail, ces cavités noirâtres,
irrégulières, étroites, branchues, dont j'ai signalé plus haut l'existence dans les dents
normales, à la terminaison de l'ivoire, et qui, au dire des observateurs les plus compé-
tents, ont la plus grande ressemblance avec les corpuscules osseux. (Voy. plus haut
p. 13, texte et note. Voy. aussi p. ,21 fig. 8).

(3) A. Forget, *Des anomalies dentaires et de leur influence sur la production des
maladies des os maxillaires*. Paris, 1859, in-4, avec planches.

(4) Les pièces d'odontôme coronaires cémentaires proviennent toutes de l'espèce du

assez notablement, par leur aspect aussi bien que par leur structure, de la première pièce de M. Forget. Je m'explique ainsi comment, au lieu de réunir toutes ces pièces en un seul groupe, M. Forget a cherché au contraire à établir entre elles des différences.

Suivant lui, la première tumeur, celle qu'il avait présentée à la Société de chirurgie, et qui renfermait de l'ivoire et de l'émail, était due à une affection *primitive* des bulbes dentaires, « à l'agrégation « morbide *originelle* des divers éléments dentaires », tandis que les autres tumeurs étaient dues seulement « à l'hypertrophie *secondaire* « d'un ou plusieurs de ces mêmes éléments (1). » En d'autres termes, la première était la conséquence d'un accident de formation, et les autres d'un accident de nutrition, survenant après la formation des tissus dentaires.

Cette distinction ne pourra être admise si l'on songe que les tissus dentaires, n'étant ni vasculaires ni expansibles, ne sont pas susceptibles de subir une hypertrophie véritable. Cela n'a pas besoin d'être démontré pour l'ivoire et pour l'émail. Quant au cément, il peut croître en épaisseur par juxtaposition de nouvelles couches à sa surface; cela a lieu surtout lorsque la dent est cariée, et il peut même en résulter de petites excroissances entourant et surmontant les racines; mais ces productions cémentaires, qui ne sont pas des hypertrophies, affectent une disposition stratifiée, et ne ressemblent en aucune façon aux odontômes cémentaires, qui s'en distinguent d'ailleurs par leur volume relativement énorme, et par la déforma-tion, toujours considérable, de la dent. Les tumeurs attribuées par M. Forget à l'hypertrophie secondaire des tissus dentaires ne dif-fèrent donc pas, quant à leur origine, de celles qu'il considère à juste titre comme nées pendant les périodes odontogéniques.

Cherchant à déterminer le mode de formation de ces dernières tumeurs, il admet qu'elles sont dues à l'hypersécrétion des sucs nu-tritifs fournis, à l'état normal, par « les éléments dont la réunion « constitue le bulbe, ou capsule odontogène. » Parmi ces éléments, il fait jouer un rôle prépondérant « à la membrane désignée par « la plupart des anatomistes sous le nom de périoste alvéolo-den-« taire »..... « Ainsi s'expliquerait, dit-il, par l'activité morbide de « l'organe sécréteur, la production anormale de l'ivoire, qui se « trouve surtout au centre de l'agrégat pathologique, et celle de la

---

cheval. On sait que les dents du cheval possèdent un cément coronaire. Chez l'homme, au contraire, le cément n'existe que sur les racines, et les odontômes cémentaires sont tous radiculaires.

(1) Forget, *loc. cit.*, p. 26.

« matière osseuse, ou cément, très-abondant à la circonférence (1). »
Il résulte de ces passages, et surtout de l'ensemble de l'exposé de
l'auteur, que, dans sa pensée, la production accidentelle avait été
constituée dès l'origine à l'état de tumeur dentifiée, qu'en d'autres
termes, les sucs hypersécrétés s'étaient d'emblée organisés en tissus
dentaires. Cette théorie n'est pas conciliable avec les faits de l'odontogénie. La dentification n'est et ne peut être que le dernier terme
d'une évolution histologique compliquée, qui nécessite l'interven-
tion d'éléments et de tissus transitoires, et ne peut se réduire, en
aucun cas, à l'organisation pure et simple d'un blastème. On sait
d'ailleurs que, si la paroi du follicule peut, à un moment donné, et
dans un point déterminé, devenir l'agent de la production du cément, cette membrane est tout à fait étrangère à la production de
l'ivoire et de l'émail, qui sont les tissus dentaires par excellence. Il
serait facile de multiplier les objections, mais cela n'est pas nécessaire. Si l'on songe que les odontômes dentifiés sont formés de tissus très-durs, invasculaires, incapables de s'hypertrophier ou de
s'accroître par eux-mêmes, et que ces tumeurs sont toujours bien
plus volumineuses que les follicules où elles prennent naissance, on
comprendra aisément que l'apparition des tissus dentaires qui les
composent a dû nécessairement être précédée de la formation
d'une tumeur molle, vasculaire, constituée par l'hypergénèse des
éléments d'un bulbe dentaire, tumeur qui ne s'est dentifiée qu'après
avoir acquis tout son volume. En d'autres termes, l'odontôme dentifié n'est que le dernier terme de l'évolution d'une production accidentelle qui joue, par rapport à la masse dentaire pathologique,
le rôle des bulbes normaux par rapport aux dents normales. Cette
proposition, que je crois avoir énoncée le premier, aurait pu sans
doute se dégager de considérations purement théoriques; mais elle
ne pouvait reposer avec certitude que sur la comparaison des odontômes dentifiés avec les odontômes en voie de dentification et avec
les odontômes non dentifiés.

J'exposerai donc maintenant l'historique de ces derniers odontômes. Il sera plus court que le précédent, car je n'ai trouvé, dans
les écrits antérieurs à notre siècle, aucun texte, aucune observation, tendant à établir des distinctions entre les diverses espèces de
tumeurs molles ou charnues des mâchoires. Toutes ces tumeurs
étaient confondues sous le nom d'ostéosarcômes; on ne supposait

(1) *Loc. cit.*, p. 20. J'ai dit plus haut, dans la note de la page 50, qu'il n'y a pas
de véritable cément dans la pièce dont il est ici question.

pas qu'il pût y avoir la moindre différence entre elles et les ostéosarcômes des autres os, et les descriptions qu'on en donnait étaient
tellement peu précises, qu'il nous est impossible de les interpréter
après coup.

Dupuytren est le premier auteur qui ait séparé des ostéosarcômes
certaines tumeurs maxillaires enkystées, énucléables et bénignes.
Il eut le mérite d'en déterminer le diagnostic et de montrer qu'on
pouvait les guérir radicalement par simple énucléation (1). Mais
il était tellement loin d'en soupçonner la nature, qu'il attribua, un
jour, la cause d'une de ces tumeurs enkystées, « dont la formation
« paraissait avoir été déterminée par l'extraction incomplète d'une
« dent cariée », à l'introduction de « quelques parcelles animales
« d'aliment, qui avaient pénétré dans le kyste par l'alvéole de la
« dent arrachée (2). » Cette explication eut du succès, et fut
développée et généralisée, en 1840, par M. Forget, qui montra
comment l'alvéole pouvait se resserrer, puis se refermer entièrement sur le fragment de bol alimentaire déposé dans sa cavité, de
manière à constituer un kyste, — mais qui voulut bien reconnaître
toutefois que « cette cause était insuffisante pour expliquer la for-
« mation des produits fibreux, qui constituent la majeure partie des
« kystes solides. Reconnaissons pour eux, ajouta-t-il, une prédis-
« position insaisissable sans doute dans sa nature, mais appréciable
« dans ses effets qui, sous quelques rapports, ont une certaine res-
« semblance avec ceux des tumeurs sarcomateuses proprement
« dites (3). » Je cite ces passages pour montrer que les bulbes dentaires n'étaient nullement en cause.

(1) Dupuytren, *Des kystes qui se développent dans l'épaisseur des os et de leurs
différentes espèces*, dans ses *Leçons orales* recueillies par une société de médecins,
Paris, 1832-1834, in-8, t. III, p. 1-26. Le signe de la crépitation particulière connue
sous le nom de *sensation de parchemin* n'a pas toute la valeur que Dupuytren lui
attribuait dans le diagnostic, puisqu'il s'observe dans des affections très-diverses.
Ce signe avait d'ailleurs été constaté en 1817 par Astley Cooper chez une malade
(Élisabeth Hall) atteinte de tumeur cartilagineuse de la mâchoire, et publié
l'année suivante dans le mémoire de ce chirurgien *sur les exostoses* (A. Cooper,
OEuvres chirurgicales, trad. fr., Paris, 1837, gr. in-8, obs. 548, p. 602). « Ce
retour, dit-il, se faisait par un mouvement brusque et sec, comme si les parois
eussent été *en parchemin*. » Ajoutons que A. Cooper opéra sa malade par énucléation.
Dupuytren avait pratiqué dès 1813 l'énucléation d'un « corps fibreux » de la mâchoire chez un jeune homme qui fait le sujet de l'observ. V, de son mémoire sur
les *kystes osseux* (*loc. cit.*, p. 17), mais ce fait ne fut publié qu'en 1833, tandis que
celui d'A. Cooper fut publié en 1818.

(2) *Leçons orales*, *loc. cit.*, p. 10.

(3) Amédée Forget, *Recherches sur les kystes des os maxillaires et leur traitement*,
th. inaug., Paris, 1840, in-4, p. 9.

Je mentionnerai encore une pièce présentée en décembre 1856, à la Société anatomique, par M. Eug. Nélaton, le neveu, et alors l'interne du professeur de l'hôpital des Cliniques. Cette pièce compliquée (qui forme pour moi une curieuse transition entre les kystes dentaires et les odontômes) consistait en une sorte de poche dont la paroi, fort épaisse en certains points, enkystait une substance molle formée de produits épithéliaux. Dans la partie la plus épaisse de la paroi existaient huit cordons ou corps cylindroïdes, épanouis comme une sorte de bouquet, et dérivant tous d'un pédicule commun; plusieurs renfermaient de petites concrétions ossiformes, et, en outre, trois d'entre eux se continuaient avec la racine d'une dent canine bien conformée, entièrement ensevelie dans l'épaisseur de la paroi. M. Eugène Nélaton, admettant avec raison qu'il s'agissait d'un kyste formé dans un follicule dentaire, supposa que ces huit corps cylindroïdes étaient autant de petits *follicules* dentaires de formation nouvelle, développés autour du précédent, et constituant probablement «un cas de dentition multiple dans un « même alvéole (1) ». Cette interprétation, présentée d'ailleurs sous forme dubitative, ne me semble pas acceptable; les connexions des corps cylindroïdes entre eux, et avec la racine de la dent canine, prouvent que ce n'étaient pas des *follicules* multiples, mais seulement des *bulbes* résultant de l'hypertrophie d'un bulbe normal, et de sa subdivision en huit bulbes secondaires. Il n'en est pas moins certain que M. Eug. Nélaton a eu l'avantage de constater pour la première fois la présence des tissus transitoires de la dent dans une production accidentelle. Il y avait encore loin de là à la découverte des odontômes, mais on reconnaîtra qu'il était difficile de faire cette découverte sur une pièce qui n'était pas un odontôme véritable.

Nous arrivons maintenant à la première observation bien positive d'odontôme non dentifié. — Au mois de juillet 1859, M. Letenneur, membre correspondant de la Société de chirurgie à Nantes, pratiqua, sur un enfant de douze ans, l'énucléation d'une énorme tumeur de la mâchoire inférieure. Cette tumeur lui parut fibreuse; mais les rapports singuliers qu'elle affectait avec l'appareil de la dentition la distinguaient manifestement des fibrômes ordinaires, et M. Letenneur fut ainsi conduit à la considérer comme la conséquence d'une maladie « des organes alvéolo-dentaires »; c'est ce que prouve le titre de l'observation qu'il adressa, avec la pièce, à la So-

____

(1) *Bulletins de la Société anatomique*, 2ᵉ série, t. I, p. 489-491 (1856.)

ciété de chirurgie, par l'intermédiaire de M. Forget. Voici le titre, tel qu'il a été publié dans la séance du 17 août 1859 : *Tumeur fibreuse de la mâchoire inférieure due au développement pathologique des organes alvéolo-dentaires ; hypertrophie considérable de ces organes ; hypérostose et séquestration des alvéoles* (1). Ce diagnostic, établi par M. Letenneur d'après l'examen à l'œil nu, fut bientôt confirmé par l'étude microscopique. Avant de présenter la pièce à la Société de chirurgie, M. Forget pria M. Robin de l'examiner, et celui-ci lui remit une note abrégée, qui fut publiée dans le procès-verbal de la séance du 24 août (2). Mais, la veille de ce jour, M. Robin avait lu à l'Académie de médecine une note plus étendue, intitulée : *Sur une variété particulière de tumeur provenant des follicules dentaires* (3).

« Il s'agit, disait-il, d'une tumeur qui, examinée simplement à « l'œil nu, serait déterminée comme étant une tumeur fibreuse or- « dinaire ; d'une tumeur qui, étudiée par un anatomiste qui ne con- « naîtrait point les modifications fœtales successives des tissus des « bulbes dentaires et de l'organe de l'émail, serait considérée « comme une tumeur fibroplastique proprement dite. » Mais M. Robin préparait déjà le grand mémoire qu'il publia l'année suivante, avec M. Magitot, sur *la genèse et le développement des follicules dentaires ;* toutes les phases du développement des bulbes lui étaient familières, et il lui fut facile de constater que la structure de cette tumeur était identique avec celle que présentent les bulbes avant la dentification. Plusieurs dents de la seconde dentition, irrégulièrement englobées dans la tumeur, rendaient ce diagnostic certain ; mais deux fois déjà, avant cette époque, M. Robin avait eu l'occasion d'étudier des tumeurs de même structure, qu'il avait considérées comme des bulbes dentaires hypertrophiés, quoiqu'elles fussent sans connexion apparente avec les organes dentaires, et quoique la détermination de leur origine ne reposât que sur la nature de leur tissu (4).

En comparant cette note avec les réflexions soumises par M. Forget à la Société de chirurgie, à la suite de l'observation de M. Letenneur, on arrive à reconnaître que M. Letenneur et M. Forget n'ont fait qu'entrevoir un fait que M. Robin a nettement déterminé.

(1) *Bulletins de la Société de chirurgie,* 1ʳᵉ série, t. X, p. 48, 17 août 1859.

(2) *Loc. cit.,* p. 60.

(3) *Bulletins de l'Académie impériale de médecine,* t. XXIV, p. 1205 (séance du 23 août 1859).

(4) *Ibid.* p. 1210. — Ces deux tumeurs, enlevées l'une et l'autre par M. Nélaton, ont été décrites par M. Robin dans un mémoire ultérieur.

M. Letenneur a attribué la formation de la tumeur à une hypertrophie des éléments fibreux des organes alvéolo-dentaires, et M. Forjet à une « transformation hypertrophique des éléments fibreux qui « entrent dans la composition des organes alvéolo-dentaires (1) », tandis que M. Robin, spécifiant davantage, n'a mis en cause que les bulbes dentaires, et a découvert, par conséquent, le véritable siége de l'affection. N'oublions pas d'ailleurs les deux faits que M. Robin avait observés antérieurement. S'il n'a fait que les mentionner dans sa note à l'Académie, il les a depuis lors exposés avec plus de détails devant la Société de biologie, dans son mémoire *sur une espèce de tumeur formée aux dépens du tissu des bulbes dentaires* (2). La première partie de cet important travail est consacrée à l'étude des bulbes dentaires ; on y trouve en particulier la description des petits amas de substances calcaires qui apparaissent dans le tissu de la pulpe, vers le début de la dentification, et que j'ai désignés plus haut sous le nom de *grains dentinaires*. Ces petits corps, déjà vus par Perkinje et par Raschkow chez divers animaux, et par Henle chez l'homme adulte, avaient jusqu'alors paru à peu près insignifiants. M. Robin les a décrits plus complétement, a déterminé l'époque de leur apparition, montré qu'ils existaient constamment à tous les âges dans la pulpe dentaire, et enfin les a retrouvés en quantité innombrable dans certaines tumeurs des bulbes. Après avoir ainsi donné une base anatomique précise à l'étude de la question pathologique, M. Robin a consacré la seconde partie de son mémoire à la description des « tumeurs auxquelles donne naissance le tissu des bulbes dentaires ». Cette description repose seulement sur l'étude de la pièce de M. Letenneur, et de deux autres pièces plus anciennes provenant de la clinique de M. Nélaton. Avec des matériaux aussi restreints, M. Robin ne pouvait donner une description complète des tumeurs des bulbes dentaires, mais déjà pourtant il pouvait en déterminer deux variétés, semblables par leur origine et par leur nature, mais très-différentes par leur aspect extérieur, non moins que par leurs éléments accessoires. Ce qui était commun à ces deux variétés, ce qui permettait de les réunir en un seul groupe, c'était leur trame fondamentale tout à fait pareille à celle des bulbes dentaires ; mais ce qui les différen-

---

(1) *Bulletins de la Soc de chirurgie*, 1859, t. X, p. 59. — M. Forget a réimprimé depuis la note qu'il a communiquée à la Société de chirurgie, en y joignant une belle planche lithographiée, voy. Forget, *Étude histologique d'une tumeur fibreuse non décrite de la mâchoire inférieure*, Paris, 1861, broch., in-4.

(2) *Mémoires de la Société de biologie*, 1862, 3e série, t. IV, p. 199-221.

ciait, c'était la proportion relative des petites concrétions calcaires ou grains dentinaires, qui, rares et clair-semés dans les tumeurs de la première variété, comme ils le sont dans un bulbe normal, étaient au contraire si nombreux et si rapprochés dans les tumeurs de la seconde variété, qu'ils donnaient au tissu pathologique un aspect tout particulier, « comparable à celui d'une pomme de « terre ou de tout autre corps riche en fécule ».

Cette distinction était parfaitement fondée. M. Robin qui déjà, en 1855, avait reconnu l'existence des tissus dentaires définitifs dans l'odontôme odontoplastique dentifié de M. Forget, venait maintenant de découvrir les deux formes sous lesquelles se présentent les odontômes odontoplastiques non dentifiés. Il lui revient donc une large part dans la découverte des odontômes. Mais ce qui lui a échappé, c'est l'origine commune, l'étroite parenté, la filiation des odontômes dentifiés et des odontômes non dentifiés. Au point où ses recherches avaient conduit la science, la découverte de cette parenté et de cette filiation était promise à celui qui aurait la bonne fortune d'étudier le premier un odontôme en voie de dentification. La pièce que j'ai présentée le 10 juin 1863 à la Société de chirurgie, et que j'ai soumise d'ailleurs à M. Robin, m'a permis d'étudier la dentification à son début dans un odontôme odontoplastique, et de constater, en outre, le phénomène de la multiplication des bulbes, qui explique la répartition singulière de l'ivoire et de l'émail dans les odontômes dentifiés.

J'ai ainsi été conduit à reconnaître que les odontômes dentifiés ne sont que le dernier terme de l'évolution de tumeurs primitivement molles, et constituées par l'hypergénèse des divers éléments des bulbes dentaires. Pour vérifier l'exactitude de cette théorie, j'ai cherché, soit dans les recueils d'observations, soit dans les musées, des faits plus ou moins analogues à ceux qui m'avaient fourni mon point de départ. J'en ai trouvé un certain nombre ; et tout d'abord, j'ai été frappé de la grande diversité de ces tumeurs, aussi variables par leur forme que par leur consistance et par leur structure. L'étude des phases successives de l'évolution des follicules dentaires m'a fourni l'explication de toutes ces particularités ; mais, au moment où je croyais toucher au but, une autre série de faits, empruntés à la pathologie vétérinaire, parut mettre en défaut mes premières conclusions. Les tumeurs dentaires si remarquables que possède le musée d'Alfort, et que la complaisance de mes amis, les professeurs Bouley et Goubaux, m'a permis d'étudier tout à mon aise, m'offraient une structure bien différente de celle que présen-

tent chez l'homme les termes correspondants de la série des odontômes. Les productions cémentaires en particulier y jouaient un
rôle, et y occupaient une situation qui était tout à fait en contradiction avec les faits de l'odontogénie humaine, et quelquefois
même avec les notions d'odontogénie consignées dans les traités
d'anatomie vétérinaire. Mais une étude approfondie du développement des dents des herbivores a bientôt fait disparaître ces contra-
dictions. Les faits de pathologie comparée, une fois interprétés,
ont pleinement confirmé la théorie qu'ils avaient d'abord paru
ébranler, et la grande variété de leurs types m'a permis, en outre,
de compléter la série des tumeurs qui se développent aux dépens
des bulbes dentaires.

C'est ainsi que j'ai pu constituer le groupe des odontômes, et le
soumettre à une classification basée sur la succession des phases
de l'évolution des follicules dentaires, classification que les faits
ultérieurs rendront peut-être insuffisante, ou même défectueuse
à certains égards, mais dont les parties les plus essentielles pourront,
je l'espère, être conservées.

Je me suis efforcé, dans cette esquisse historique, de faire une
juste part aux travaux de mes devanciers, et je me plais à dire en
terminant que, si mes propres recherches ont pu réaliser quelque
progrès, j'en suis redevable en grande partie aux notions si précises
d'odontogénie que MM. Robin et Magitot ont consignées dans leur
grand mémoire sur *la genèse et l'évolution des follicules dentaires.*

SECONDE PARTIE

DES PRINCIPALES VARIÉTÉS D'ODONTOMES.

Dans le paragraphe que j'ai consacré à la classification des odontômes (p. 24 et suiv.), j'ai indiqué sommairement les caractères les plus essentiels de chacune des variétés que j'ai admises. Cela m'a permis de procéder ensuite à une étude générale, et d'éviter ainsi de continuelles répétitions. Mais le lecteur n'a jusqu'ici qu'une idée très-incomplète des groupes que j'ai établis, et le moment est venu d'en donner une plus ample description.

Je m'étais d'abord proposé de donner ici dans tous leurs détails les observations sur lesquelles je m'appuie ; mais la plupart de ces faits ayant déjà été publiés sous des titres divers et avec des interprétations différentes de celles que je crois devoir leur donner, je me suis vu forcé, en les exposant à mon tour, de les soumettre à une critique qui m'a entraîné dans des développements d'une longueur démesurée. Lorsque ma rédaction a été terminée, il m'a paru que ces discussions de détails auraient l'inconvénient de rompre l'enchaînement des idées, et de rendre moins facile pour le lecteur, le rapprochement des nombreuses variétés qui composent le groupe des odontômes. J'ai donc cru devoir substituer aux observations complètes des descriptions abrégées, me réservant de justifier plus tard, s'il y a lieu, dans un travail plus étendu, celles de mes assertions qui pourraient être contestées.

Je vais maintenant passer en revue les principales variétés d'odontômes en suivant l'ordre indiqué sur le tableau de la page 28.

§ 1. — Odontômes embryoplastiques.

Ces tumeurs ont été décrites sous le nom de *corps fibreux* ou *fibrocellulaires des mâchoires*, par Dupuytren, qui les a comparées aux corps fibreux de l'utérus. Elles présentent, sous le rapport de leur densité, de leur couleur, de leur vascularité, des variations considérables, mais l'étude microscopique montre qu'en définitive leur tissu est toujours constitué par l'agencement ou par l'évolution des éléments embryoplastiques du bulbe dentaire.

Les unes, et ce sont en général les plus molles et les plus vasculaires, sont formées principalement, ou même exclusivement de noyaux fibroplastiques, de corps fusiformes et d'une petite quantité de fibres fibroplastiques. D'autres renferment en outre une forte proportion de fibres de tissu conjonctif ou fibreux. D'autres enfin sont entièrement ou presque entièrement fibreuses. Ces dernières sont très-dures, blanchâtres ou grisâtres, et c'est à peine si l'on y aperçoit çà et là quelques vaisseaux très-déliés.

Ces caractères et ces transitions sont précisément ceux que l'on observe dans la série des fibrômes et des fibroïdes, série où il pourrait sembler naturel de comprendre nos odontômes embryoplastiques. Il importe toutefois de distinguer les odontômes embryoplastiques des autres productions accidentelles fibreuses ou fibroplastiques, attendu qu'ils ne sont pas autogènes. Ils sont de la nature des hypertrophies et non de la nature des pseudoplasmes. Ils ont la même structure élémentaire que les fibrômes ou les fibroïdes parce que, à l'époque où ils débutent, les bulbes dentaires possèdent en fait la structure des fibroïdes, et en puissance celle des fibrômes; mais ils sont le résultat d'un trouble de nutrition beaucoup moins grave que celui qui fait naître un tissu anormal dans un lieu anormal, et la clinique, s'accordant de tout point avec la physiologie pathologique, nous montre, en effet, qu'ils ne se comportent jamais à la manière des tumeurs plus ou moins entachées de malignité.

Les odontômes embryoplastiques peuvent être ramenés à deux sous-variétés principales, que nous désignerons sous les noms d'*odontômes fibroplastiques* et d'*odontômes fibreux*. Cette division correspond assez bien à celle qu'admettait Dupuytren. Il appelait *corps fibreux des mâchoires* nos odontômes fibreux, et *corps fibro-cellulaires des mâchoires* nos odontômes fibroplastiques.

Il est probable que toutes ces tumeurs, à l'époque de leur début, sont exclusivement fibroplastiques comme le tissu du bulbe lui-même. On n'a pas oublié que, dans le développement normal, une partie des éléments du bulbe passent à l'état de tissu conjonctif ou fibreux. Suivant que le travail d'hypergénèse est plus ou moins précoce, plus ou moins actif, et qu'il modifie plus ou moins les propriétés du tissu bulbaire, les éléments fibroplastiques en excès peuvent perdre, conserver ou exagérer leur tendance naturelle à l'évolution fibreuse : ainsi s'expliquent les variations de structure des odontômes embryoplastiques.

Nous avons dit, en parlant des odontômes en général, que ces tumeurs sont enkystées dans un sac fibreux qu'elles remplissent entièrement, et auquel elles n'adhèrent cependant que par une base plus ou moins large. Cette règle souffre ici quelques exceptions. Les odontômes fibreux peuvent à la longue contracter, dans toute leur étendue, des adhérences solides avec la paroi du kyste, et finir même par se fusionner presque entièrement avec elle. Les tumeurs qui présentent ce caractère sont en général anciennes et volumineuses, mais sont d'ailleurs tout à fait semblables aux odontômes nettement enkystés, dont l'origine folliculaire est évidente.

D'un autre côté, les odontômes fibroplastiques peuvent ne remplir qu'incomplétement le sac fibreux, dont la partie libre de leur surface est alors séparée par une nappe de liquide. C'est tantôt une sérosité limpide ou sanguinolente, tantôt du sang presque pur, tantôt une sorte de mucus filant avec ou sans cristaux de cholestérine, tantôt enfin une substance plus épaisse et jaunâtre, renfermant des cellules épithéliales et des matières grasses, et assez analogue à celle qui remplit certains kystes sébacés. Lorsqu'on pratique en pareil cas une incision sur la paroi du kyste, le contenu de la poche s'écoule et on aperçoit alors l'odontôme, constitué par une masse solide, arrondie, à large base, molle et friable, qui se laisse détacher sans difficulté, soit avec la spatule, soit même avec les doigts.

Une tumeur n'est pas nécessairement un odontôme par cela seul qu'elle est fibreuse ou fibroplastique, et qu'elle occupe la région alvéolaire des mâchoires. Les os maxillaires peuvent, comme tous les autres os qui renferment du tissu spongieux, devenir le siége de productions fibreuses ou fibroplastiques, étrangères aux organes de la dentition. Mais celles-ci diffèrent de nos odontômes par plusieurs caractères. Elles peuvent débuter à tout âge, tandis que les odontômes embryoplastiques ne se forment que chez les jeunes sujets, avant l'époque où le dernier germe dentaire est parvenu à la période de dentification. Elles ne sont pas enkystées, tandis que les odontômes sont entourés d'un sac fibreux. Ce caractère n'est pas absolu, parce que quelques odontômes fibreux finissent, comme on l'a vu plus haut, par se fusionner avec leur enveloppe membraneuse ; mais il reste alors un autre caractère, tiré de la forme et des connexions de la tumeur. L'odontôme, toujours parfaitement circonscrit, n'a que des rapports de contiguïté avec le tissu osseux environnant, qui lui forme comme un second kyste. Le fibrôme né dans le tissu spongieux des mâchoires est au contraire en continuité, dans une partie notable de son étendue, avec la substance de l'os, et le plus souvent

même des fibres et des lamelles osseuses de formation nouvelle,
résultant de l'ossification de la tumeur, la relient étroitement avec
le tissu osseux adjacent. Les conséquences de cette disposition
sont faciles à prévoir. L'odontôme embryoplastique se laisse énu-
cléer sans peine ; mais l'énucléation complète des fibrômes et des
fibroïdes autogènes des mâchoires est presque toujours impossible,
de sorte que ces tumeurs ne peuvent être entièrement enlevées que
par une résection.

§ 2. — Odontômes odontoplastiques.

A l'époque où débutent ces tumeurs, les follicules dentaires renferment déjà les tissus spéciaux qui doivent devenir plus tard les
agents de la dentification. Ces tissus odontogéniques, en s'hypertrophiant ensemble ou isolément, peuvent perdre sans doute leur
propriété d'évolution, mais ils peuvent aussi la conserver en tout
ou en partie ; de sorte que les odontômes odontoplastiques ont en
général une tendance plus ou moins forte à se dentifier.

Chez l'homme, pendant la période odontoplastique, le follicule
dentaire ne renferme que deux organes : l'organe de l'émail, et le
bulbe, ou organe de l'ivoire. Ce dernier seul est vasculaire, et s'est
dans son tissu que débute toujours le travail d'hypertrophie qui
engendre les odontômes. Tous les odontômes odontoplastiques de
l'homme sont donc des odontômes *bulbaires*, quoique l'organe de
l'émail puisse, dans certains cas, jouer un rôle important dans
l'évolution de ces tumeurs.

Mais chez les herbivores pachydermes, outre les deux organes
précédents, le follicule dentaire renferme un troisième organe,
l'organe du cément, qui est vasculaire comme le bulbe, et qui est
susceptible, comme lui, de devenir le siége d'un travail d'hypertrophie ; il en résulte une variété d'odontômes qui ne s'observe que
chez ces animaux et que nous appellerons les *odontômes odontoplastiques cémentaires*.

Nous aurons donc à étudier successivement deux types d'odontômes odontoplastiques, les bulbaires et les cémentaires. Nous com-
mencerons par ces derniers.

A. — *Odontômes odontoplastiques cémentaires.*

Il en existe deux pièces dans le musée de l'École d'Alfort. Une
troisième pièce, appartenant à M. Leblanc, s'est malheureusement

égarée, mais les descriptions et les dessins publiés en 1859, par M. Forget, permettent de la rapporter à la variété que nous décrivons ici.

J'ai obtenu l'autorisation de pratiquer une coupe sur l'une des pièces d'Alfort, que j'ai pu ainsi soumettre à l'examen microscopique. Une coupe de la pièce de M. Leblanc a été également étudiée par M. Robin. — C'est avec ces documents, quelque restreints qu'ils soient, que j'essayerai de faire connaître les odontômes odonplastiques cémentaires.

L'odontôme d'Alfort tient la place de la quatrième molaire de la mâchoire inférieure d'un vieux cheval. Cette tumeur, très-irrégulière dans ses contours, a environ 5 centimètres de diamètre en tous sens (fig. 9). Après avoir dilaté l'alvéole où elle a pris naissance, elle a fait éruption comme une dent normale, et a pris rang entre la troisième et la cinquième molaire. Solidement fixée dans son alvéole, elle a pu, comme une dent ordinaire, servir à la mastication, et sa partie extra-alvéolaire a été profondément usée par les dents correspondantes de la mâchoire supérieure. L'usure est plus profonde sur cette tumeur que sur les dents adjacentes. Cela indique que le tissu de notre odontôme était un peu moins dur que celui d'une dent normale. Si l'on songe, en outre, que l'animal était vieux, et que l'usure générale des dents est assez avancée, on est conduit à reconnaître que la tumeur a dû présenter autrefois des dimensions verticales bien supérieures à celles qu'elle présente aujourd'hui.

Cette tumeur remplit entièrement la cavité alvéolaire; pour l'en extraire, il a même fallu abattre une partie du bord de l'alvéole. J'ai constaté alors qu'une cavité irrégulière, conique, dont l'ouverture, large de près de 2 centimètres, correspond à la face profonde de l'odontôme, pénètre dans la masse dentaire jusqu'à une profondeur de plus de 3 centimètres. Cette cavité, maintenant tout à fait vide, a renfermé évidemment dans l'origine une substance molle, plus ou moins analogue à la pulpe dentaire; mais, la pièce ayant macéré avant d'être desséchée, on ne peut affirmer que la pulpe en question existât encore lorsque le cheval a été sacrifié. Cela est assez probable, toutefois, puisque la tumeur n'a provoqué autour d'elle aucune inflammation, aucun travail éliminatoire. Elle ne s'est pas comportée comme un corps étranger; elle a fonctionné comme une dent normale; il y a donc lieu de croire que la cavité qu'elle recèle a été remplie, jusqu'au moment de la mort, par une substance molle et vasculaire, jouant le rôle de la pulpe dentaire.

La coupe, examinée à l'œil nu, présente des marbrures linéaires irrégulières, sinueuses ; plusieurs marbrures sont à peu près parallèles à la surface correspondante de la tumeur. La plus grande partie de la masse morbide offre une couleur légèrement jaunâtre, sur laquelle se détachent nettement quelques lignes un peu plus claires, et d'autres lignes d'un blanc d'émail.

Au microscope, on trouve que ces lignes blanches sont constituées les unes par de l'ivoire, les autres par de l'émail. L'émail est un peu plus abondant que l'ivoire; ces deux tissus, distribués sans aucun ordre, sont rarement en contact l'un avec l'autre ; ils sont en quelque sorte noyés dans une masse de tissu cémentaire qui forme, je le répète, la plus grande partie de la tumeur.

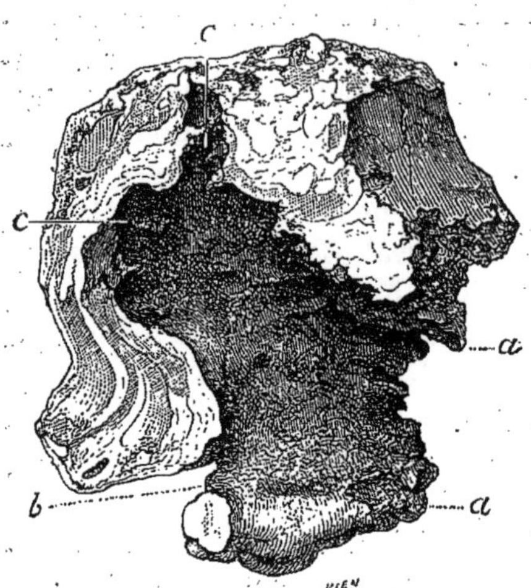

Fig. 9.

Odontôme odontoplastique cémentaire de la 4ᵉ molaire inférieure d'un cheval.
Coupe verticale antéro-postérieure de l'odontôme. *aa*, l'entrée de la cavité de l'odontôme. — *b*, autre ouverture, faisant communiquer avec l'extérieur la cavité de l'odontôme. — *cc*, le fond de cette cavité.

Il serait superflu de prouver qu'il s'agit d'un odontôme. Mais il faut chercher à quelle époque du développement des dents cette tumeur a dilaté. La période embryoplastique était déjà dépassée : la formation des trois tissus définitifs des dents prouve effectivement que les trois organes générateurs du cément, de l'ivoire et de l'émail, étaient déjà développés.

La période de la formation de la couronne n'était pas encore atteinte, puisque nulle part on ne trouve les tissus dentaires disposés régulièrement comme ils le sont, soit sur une couronne complète, soit sur une simple cuspide.

La tumeur est donc un odontôme de la seconde période, c'est-à-dire un odontôme odontoplastique.

Quel est maintenant, des trois organes qui existaient dans le follicule dentaire à cette époque, celui qui a été le point de départ de l'odontôme? Il me paraît certain que c'est l'organe du cément. L'hypertrophie de cet organe a eu pour conséquence de gêner le développement des deux autres, probablement même de les faire atrophier en partie. Il en est résulté, d'une part, que la production ultérieure du cément a été exagérée, d'une autre part, que celle des deux autres tissus a été rendue très-imparfaite et très-irrégulière. L'organe du cément hypertrophié a pour ainsi dire dissocié les deux organes voisins, les a pénétrés par places, s'est interposé entre eux, s'est prolongé même jusqu'au-dessous de la rangée des cellules dentinaires, et, de la sorte, l'ivoire et l'émail n'ont pu se développer que sous la forme de lignes minces, onduleuses et discontinues, dans les points où les éléments générateurs de ces tissus n'avaient pas encore été détruits.

La tumeur mérite donc d'être appelée un odontôme odontoplastique cémentaire.

Dans ce cas, l'hypertrophie de l'organe du cément n'a fait que gêner et perturber l'évolution du bulbe proprement dit. Mais on conçoit très-bien que cette hypertrophie puisse aller plus loin encore, et déterminer l'atrophie complète de l'organe de l'émail et de la couche corticale du bulbe, de manière à rendre tout à fait impossible la production de l'émail et celle de l'ivoire et à constituer finalement une tumeur exclusivement cémentaire. Cette variété existe probablement; mais je n'en connais pas encore d'exemple.

On conçoit encore que l'organe du cément puisse se développer sous forme de tumeur sans se mettre en communication avec les deux autres organes odontogènes; et que ceux-ci, simplement refoulés vers le fond du follicule, puissent, quoique gênés dans leur évolution, donner naissance à une dentification plus ou moins régulière. En effet, l'organe du cément reçoit directement ses vaisseaux de la paroi folliculaire et n'affecte que des rapports de contiguïté avec l'organe de l'émail, qui le sépare de l'organe de l'ivoire; il semble donc possible qu'en s'hypertrophiant, il s'isole de plus en plus des deux autres organes, et que, la dentification une fois terminée, on trouve, dans la même cavité, dans le même kyste, d'une part, une masse cémentaire provenant de l'organe du cément, d'une autre part, une dent figurée plus ou moins rudimentaire, provenant à la fois de l'organe de l'émail et de l'organe du cément. Ainsi s'explique, sans doute, la disposition qui existait sur la pièce de M. Leblanc.

Il s'agissait d'un kyste osseux volumineux situé au niveau de l'une des canines de la mâchoire supérieure d'un cheval. Un abcès se forma à l'intérieur du kyste, s'ouvrit spontanément dans la bouche, et resta fistuleux. En ouvrant la tumeur après la mort de

l'animal, M. Leblanc trouva d'abord dans le kyste une masse ossiforme du volume d'un œuf, formée de deux lobes arrondis, et d'un
troisième lobe irrégulier et anfractueux. Cette masse, complète-
ment libre dans la cavité du kyste, paraissait la remplir presque entièrement; mais, après l'avoir enlevée, on aperçut, tout au fond de
cette cavité, dans le point le plus éloigné du bord alvéolaire, une
dent canine très-rudimentaire implantée par sa base sur la paroi du
kyste. Je décris ici la pièce d'après le dessin très-soigné que M. Forget a publié (1). On lit, il est vrai, dans le texte, qui est extrêmement court, que cette dent canine « offrait son développement na-
« turel (2); » mais je pense que M. Forget a voulu dire seulement
par là qu'elle présentait l'apparence d'une dent, par opposition
avec la tumeur ossiforme, qui ne ressemblait à aucun organe connu.
Il suffit, en effet, de jeter un coup d'œil sur la planche pour voir
que cette dent, loin d'être normalement développée, est tout à fait
rudimentaire, qu'elle est incomparablement plus petite que les couronnes des incisives représentées sur le même dessin, qu'elle n'a
pas de racine, qu'elle n'a ni la forme d'une canine complète, ni
celle d'une canine en voie de formation, ni celle d'aucune autre
dent complétement ou incomplétement développée. Disons donc
que le kyste en question renfermait une masse ossiforme volumineuse, et un petit rudiment de dent, qui, d'après le siége de la tumeur, a dû être considéré comme représentant la dent canine.

La masse ossiforme a été examinée au microscope, et M. Robin
a constaté que c'était une production *exclusivement cémentaire*.
Quant à la dent adjacente, elle n'a pas été étudiée. M. Forget, con-
sidérant qu'elle était complétement isolée de la masse cémentaire,
a admis que cette dernière était tout à fait indépendante de la dent,
et que « sa formation et son accroissement étaient entièrement
« étrangers aux opérations organiques auxquelles la dent doit son
« développement (3) », et il en a conclu qu'elle était due à une sécrétion de la membrane alvéolo-dentaire. Mais il n'a pas tenu compte
de la différence qui existe entre l'odontogénie de l'homme et celle
du cheval; et s'il avait connu l'existence de l'organe du cément des
herbivores pachydermes, c'est à cet organe, je n'en doute pas,
qu'il aurait attribué, comme je le fais ici, la formation de la
tumeur cémentaire.

(1) Forget, *Des anomalies dentaires*, etc., Paris, 1859, in-4°, planche II, fig. 5 et 6.
(2) *Loc. cit.*, p. 28.
(3) *Loc. cit.*, p. 29.

J'aurais bien voulu pouvoir étudier moi-même cette pièce remarquable, que M. Forget avait rendue à M. Leblanc. Malheureusement M. Leblanc n'a pu la retrouver, et il est à craindre qu'elle ne soit perdue. Dans les cas analogues qui pourront se présenter plus tard, il sera important d'étudier avec soin la dent rudimentaire adjacente à l'odontôme cémentaire; j'ai lieu de croire, en effet, que cette dent, développée aux dépens d'un bulbe séparé de l'organe du cément, doit être privée de l'écorce cémentaire qui entoure normalement les couronnes dentaires du cheval.

B. — *Odontômes odontoplastiques bulbaires.*

Je décrirai ces tumeurs d'après les pièces qui ont été recueillies chez l'homme (1). A l'époque où elles débutent, la couche corticale du bulbe possède déjà une rangée de cellules dentinaires qui tendent à produire de l'ivoire; et on trouve en outre, dans la couche la plus profonde de l'émail, une rangée continue de cellules spéciales qui tendent à produire de l'émail. La pulpe, très-vasculaire ne présente encore que des éléments fibroplastiques avec une petite quantité de tissu conjonctif, mais elle tend à produire ces petits amas globuleux de phosphate de chaux que nous désignons sous le nom de grains dentinaires, et qui s'y forment normalement lorsque la dentification s'effectue dans la couche corticale du bulbe.

Ainsi, quoiqu'il n'y ait encore dans le follicule que des parties tout à fait molles, les tissus qui doivent donner naissance à l'émail, à l'ivoire et aux grains dentinaires, sont déjà formés, et disposés à subir l'évolution qui produira les parties dures de la dent.

Cela posé, on conçoit que le travail d'hypertrophie qui enfante les odontômes puisse modifier, ensemble ou isolément, les propriétés respectives des tissus que renferme le follicule dentaire. L'une ou l'autre de ces propriétés peut être augmentée, amoindrie, ou anéantie; et, suivant que la lésion affecte plus particulièrement telle ou telle partie du bulbe, certains phénomènes de l'évolution ultérieure peuvent être accélérés ou exagérés, pendant que d'autres sont ralentis, atténués ou supprimés. Il en résulte que la production accidentelle, quoique toujours la même dans sa constitution primitive ou essentielle, peut présenter, dans son évolution ulté-

---

(1) Cette variété d'odontômes existe aussi chez les herbivores, et j'ai déjà cité, p. 48, dans le texte, et dans la note 3, un cas d'odontôme odontoplastique bulbaire avec multiplication des bulbes chez le cheval. Mais on conçoit que j'aie dû emprunter de préférence à la pathologie humaine la description des variétés d'odontômes qui s'observent chez l'homme.

rieure, des combinaisons très-diverses, et revêtir des formes très-dissemblables.

Je ne connais aucune variété d'odontômes que l'on puisse attribuer à une maladie primitive de l'organe de l'émail, lequel, d'ailleurs, n'étant pas vasculaire, ne semble pas susceptible de s'hypertrophier isolément. J'en dirai autant de la rangée de cellules dentinaires qui caractérise la couche corticale du bulbe. Les troubles de nutrition dont cette couche et la précédente peuvent devenir le siége, ne sont que les effets consécutifs des maladies de la pulpe, qui est la seule partie vasculaire du bulbe.

Les odontômes bulbaires sont donc constitués essentiellement par l'hypertrophie de la pulpe. La pulpe, en s'hypertrophiant, refoule et comprime à la fois la couche corticale, qui engendre l'ivoire, et l'organe de l'émail, qui produit l'émail. Cette compression peut aller jusqu'à l'atrophie complète des deux agents principaux de la dentification. L'organe de l'émail, n'ayant qu'une consistance gélatineuse, s'atrophie toujours le premier. La couche corticale du bulbe, douée d'une consistance et d'une vitalité plus grandes, résiste mieux que lui à la pression excentrique de la pulpe hypertrophiée. Toutes les fois qu'elle est détruite ou altérée au point de perdre sa propriété de dentification, l'organe de l'émail périt avec elle, ou même avant elle, tandis qu'elle peut conserver sa structure et ses propriétés, dans beaucoup de cas où l'organe de l'émail est détruit. Il en résulte qu'on ne trouve jamais d'émail sans ivoire dans les odontômes dentifiés, et qu'il existe, au contraire, des odontômes composés d'une grande quantité d'ivoire sans aucune trace d'émail.

Lorsque l'organe de l'émail et la couche corticale du bulbe sont entièrement atrophiés, la tumeur ne peut devenir le siége d'une dentification véritable. Mais la pulpe peut conserver encore la propriété de produire des grains dentinaires, et cette propriété peut même être exagérée. Ainsi s'explique la formation d'une variété toute spéciale d'odontômes odontoplastiques, variété qui a été découverte et parfaitement décrite par M. Robin. La tumeur alors présente la consistance d'un fibrôme très-dur. Au microscope, on y découvre une trame fondamentale, fibreuse et fibro-plastique, tout à fait semblable au tissu normal de la pulpe, mais de plus on trouve, en quantité innombrable, au milieu de cette trame, des grains dentinaires tellement rapprochés les uns des autres, que la coupe de la tumeur présente la couleur et l'aspect finement granuleux de la coupe d'une pomme de terre. Cette ressemblance est due à la présence des grains dentinaires qui sont disposés comme le sont les grains de fécule dans le tissu de la pomme de terre. La description de M. Robin repose sur l'étude de deux tumeurs enlevées par M. Nélaton.

L'une de ces pièces est conservée dans le musée Dupuytren, n° 384, E. Je l'ai étudiée récemment au microscope. La macération prolongée dans l'alcool n'en a nullement modifié la structure et j'ai pu y constater tous les caractères indiqués par M. Robin. J'ajouterai seulement qu'il y a, au centre de cette tumeur, une cavité assez régulière, du volume d'une noisette, qui a été ouverte par la coupe et qui devait renfermer un liquide. La présence d'un kyste interstitiel, au centre d'une tumeur hypertrophique, n'a rien que de très-ordinaire, mais je signale ce fait, qui permet d'expliquer l'existence de certaines cavités qu'on rencontre quelquefois au milieu des odontômes dentifiés.

Les odontômes odontoplastiques, caractérisés par la prédominance des grains dentinaires, peuvent-ils devenir le siége d'une dentification véritable? Je puis dire que celui que j'ai étudié dans le musée Dupuytren ne présente à sa surface aucune trace des cellules dentinaires, ni des cellules de l'émail; cette tumeur ne pouvait donc pas se dentifier. J'ajoute que la multiplication des grains dentinaires donne à la tumeur une dureté très-grande, qui paraît de nature à déterminer constamment l'atrophie de la couche corticale du bulbe, et, à plus forte raison, celle de l'organe de l'émail.

Lorsque les grains dentinaires ne sont pas plus nombreux dans la pulpe hypertrophiée qu'ils ne le sont dans une pulpe normale, la tumeur ne présente plus l'aspect solanoïde, et ressemble soit à un fibrôme, soit à une tumeur fibroplastique. Dans le premier cas, elle peut encore devenir assez dure pour déterminer l'atrophie des couches odontogènes, et pour rendre la dentification impossible. Mais, dans le second cas, la masse morbide, beaucoup plus molle, respecte ordinairement, en tout ou en partie, les cellules dentinaires de la couche corticale du bulbe, et souvent même la rangée plus molle et plus superficielle des cellules de l'organe de l'émail, conditions qui permettent à la tumeur de se dentifier plus tard plus ou moins complétement, en constituant une ou plusieurs masses composées, suivant les cas, d'ivoire seulement, ou d'ivoire et d'émail.

Les phénomènes de cette dentification ne diffèrent pas essentiellement de ceux de la dentification normale. L'ivoire se produit aux dépens des cellules dentinaires, en constituant d'abord de petits chapeaux de dentine, qui gagnent ensuite en surface et en épaisseur, comme cela a lieu sur les bulbes sains. L'émail se forme à

son tour peu à peu, partout où les chapeaux de dentine sont recouverts d'une couche de cellules de l'émail. Mais les conditions
créées par l'état pathologique donnent à ces productions dentaires
des formes et des dispositions qui s'écartent considérablement du
type des dents normales.

La pulpe, en s'hypertrophiant, peut conserver des contours arrondis et une surface presque lisse ; si un pareil odontôme venait
à se dentifier, il en résulterait sans doute une boule dentaire
unie et même polie, dont l'écorce serait constituée, comme celle de
la couronne d'une dent, par une couche d'émail plus ou moins régulièrement appliquée sur une masse centrale d'ivoire. Ce résultat
paraît possible, mais je ne l'ai pas encore observé. Il y a même
quelque raison de croire que, lorsque la pulpe se développe
sous la forme d'une tumeur globuleuse, la dentification doit être
fort compromise : l'expérience prouve, en effet, que les odontômes
de cette forme sont en général plus durs que les autres, ce qui
expose les couches odontogènes à s'atrophier sous la compression.

Tous les odontômes odontoplastiques bulbaires que j'ai pu étudier pendant ou après la dentification, présentaient une surface irrégulière, inégale, mamelonnée, muriforme ou même végétante. Il
est permis d'en conclure que la tumeur, avant la dentification, présentait la même forme irrégulière. C'est ce qui était parfaitement
évident sur l'odontôme en voie de dentification que j'ai eu l'occasion
d'étudier (*fig*. 10). L'hypertrophie de la pulpe, s'effectuant d'une
manière inégale, donne lieu à des saillies, à des mamelons, à des
végétations, que séparent de profonds sillons, et qui peuvent devenir le siége de végétations secondaires, en donnant lieu à une apparence plus ou moins analogue à celle d'un chou-fleur. Cette disposition compliquée se produit d'autant plus facilement que le tissu de
la tumeur est plus mou et plus vasculaire. Sur la pièce dont je
viens de parler, les végétations étroites, cylindro-coniques, très-
nombreuses, très-serrées les unes contre les autres, ressemblaient
assez bien aux villosités d'une tumeur papillaire et se retrouvaient
dans toute l'épaisseur de la tumeur. Ces espèces de papilles, libres
dans la plus grande partie de leur surface, qui était régulière et
lisse, s'implantaient par leur base, qui était leur partie la plus
large, sur une masse commune dont les embranchements se répan-
daient et s'irradiaient dans toute la tumeur (1). Chaque papille

(1) Cette disposition des papilles, peu apparente au moment où la pièce a été dessinée, ne s'aperçoit que très-confusément sur la figure. Mais elle a été rendue évidente par une dissection pratiquée à l'aide d'une aiguille.

présentait tous les éléments d'un petit bulbe normal : une couche
corticale, formée d'une lame extérieure de matière amorphe et
d'une rangée de cellules dentinaires, entourait une petite masse
centrale, vasculaire et fibroplastique, dont le tissu était tout à fait

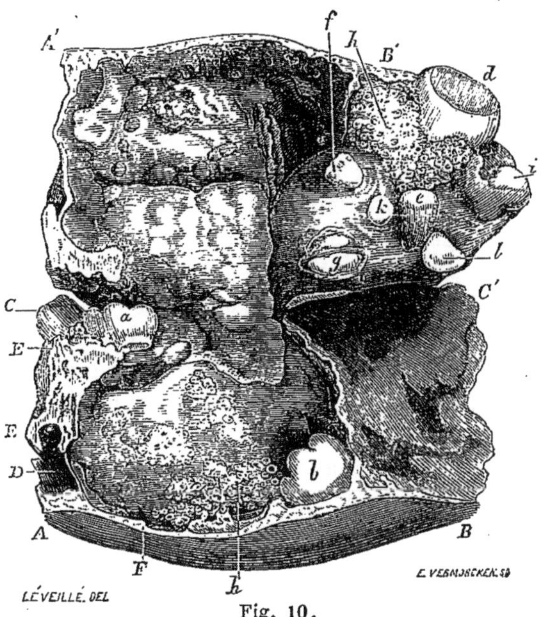

Fig. 10.

Odontôme odontoplastique en voie de dentification, occupant la moitié droite du maxillaire
inférieur chez une petite fille de 2 ans 9 mois.

La tumeur, après avoir été enlevée par résection, a été soumise à une coupe verticale et
longitudinale qui commence sur le bord inférieur du maxillaire AB, et qui s'étend de bas en
haut jusqu'au voisinage du bord supérieur CC'. Ainsi divisée en deux moitiés presque entièrement
séparées CC'AB, CC'A'B', elle a été déployée ; ces deux moitiés ne sont pas symétriques, parce
qu'une partie de la tumeur s'est énucléée au moment où l'on a fait la coupe, de sorte que la masse C'B',
restée indivise, a suivi le segment externe, laissant à nu sur l'autre segment la paroi du kyste
osseux. D, cavité de la petite molaire de remplacement. EE, coupe du corps de la mâchoire en
avant de l'odontôme. C, première petite molaire de lait, ayant achevé son éruption. Toutes les
autres molaires sont englobées dans la tumeur et n'ont pas de racines. a, seconde petite molaire
de lait. b, seconde grosse molaire. d, troisième grosse molaire retournée. La première grosse
molaire ne se retrouve pas ; c'est aux dépens de son bulbe que l'odontôme s'est développé. Les
nombreuses saillies qu'on aperçoit sur la coupe de la tumeur sont des bulbes secondaires. Plusieurs d'entre eux e, f, g, h, i, j, k, l, sont déjà surmontés de grands chapeaux de dentine qui
ont revêtu la forme de couronnes dentaires. Ailleurs, en h, h, par exemple, des bulbes secondaires, beaucoup plus petits, très-nombreux et très-rapprochés, sont entourés de petits étuis
de dentine, dont la section présente sur la coupe un aspect madréporique. La tumeur est
encore molle dans le reste de son étendue.

semblable à celui de la pulpe pendant la période odontoplastique, et où l'on retrouvait même parfois un petit nombre de grains
dentinaires. Enfin, beaucoup de ces papilles étaient revêtues d'une
mince couche de consistance gélatineuse, où le microscope retrouvait la rangée des cellules de l'émail. On peut dire, par con-

séquent, que l'hypertrophie bulbaire avait eu pour conséquence de décomposer le bulbe primitif en un très-grand nombre de *bulbes secondaires,* qui présentaient toutes les conditions requises pour faire les frais de la dentification.

Ce phénomène remarquable de la *multiplication des bulbes* expliquait tous les détails de la dentification, qui était commencée en un grand nombre de points, soit sur les bulbes secondaires superficiels, soit sur les bulbes profonds de la tumeur. Là où elle était à son début, on voyait de petits étuis coniques d'ivoire constituant de véritables chapeaux de dentine, qui, nés sur le sommet de chaque bulbe, s'étendaient peu à peu jusqu'à sa base. Là où elle était plus avancée, les étuis plus épais et n'ayant plus qu'une étroite cavité centrale, se fusionnaient par leurs bases, se soudaient en outre par leur surface, en constituant, par leur réunion, une masse assez dure, dont la coupe présentait un aspect madréporique. Ailleurs enfin, et cela seul suffirait pour démontrer la réalité de la multiplication des bulbes, des saillies bulbaires plus volumineuses avaient donné naissance à des masses d'ivoire, figurées en forme de dents. On pouvait même se demander si ce n'étaient pas des dents véritables, gênées dans leur développement et déformées, mais provenant de bulbes normaux englobés dans la masse de l'odontôme (Voy. la *fig.* 10). Déjà, pourtant, en présentant la pièce à la Société de chirurgie, je pus montrer huit de ces dents, apparentes sur la coupe de la tumeur; et, comme le mal occupait une région où il ne peut y avoir en tout que sept bulbes dentaires, savoir deux pour les petites molaires de lait, et cinq pour les molaires définitives, grosses ou petites, comme en outre l'une des petites molaires permanentes avait fait régulièrement son éruption et était indépendante de la tumeur, il était clair que celle-ci renfermait au moins deux dents supplémentaires. Bientôt, en préparant la pièce pour le dessinateur, il me suffit d'exciser quelques fragments de la pulpe, pour faire apparaître sur la surface de la coupe deux autres couronnes dentaires unicuspidées, sans compter deux petites cuspides isolées qui étaient sur le point de revêtir la forme des précédentes. Il est clair, par conséquent, que la pulpe hypertrophiée a donné naissance, dans ce cas, non-seulement à un grand nombre de petits bulbes, caractérisés par leur structure microscopique et par les petits étuis de dentine qui les embrassent, mais encore à un certain nombre de bulbes assez volumineux pour engendrer de véritables couronnes dentaires.

Que serait-il arrivé si la tumeur n'avait pas été enlevée? On ne peut douter que la dentification, déjà commencée sur un très-grand nombre de points, se serait étendue à toute la masse, que tous les bulbes secondaires se seraient entourés d'étuis de dentine, qui se seraient ensuite soudés à leurs voisins, et que l'odontôme aurait fini par se transformer en une tumeur principalement composée d'ivoire. Comme en outre on retrouvait presque partout, soit à la surface de la tumeur, soit dans les sillons profonds qui pénétraient entre ces bulbes, une couche gélatineuse caractérisée par la présence des cellules de l'émail, tout permet de croire que l'odontôme dentifié aurait renfermé une certaine quantité d'émail disposée irrégulièrement à sa surface, et se prolongeant dans son épaisseur sous forme de traînées étroites.

Or, toutes ces particularités, que permettait de prévoir l'étude de cet odontôme en voie de dentification, se sont trouvées réunies sur l'odontôme odontoplastique dentifié que M. Forget a déposé dans le musée Dupuytren sous le n° 384 C., et dont il m'a été permis d'étudier les coupes microscopiques. La tumeur, entièrement dentifiée, offre une surface mamelonnée, muriforme, couverte de très-petites végétations arrondies, entre lesquelles existent des sillons, des dépressions étroites et profondes. Sur la coupe, on aperçoit à l'œil nu deux substances bien distinctes : l'une extrêmement dure, d'un blanc éclatant, formant à la surface de la tumeur une couche irrégulière, et constituant en outre des traînées linéaires qui font suite aux sillons de la surface; cette substance examinée au microscope offre la structure de l'émail. — L'autre substance, beaucoup plus abondante, est d'un blanc plus terne, et même légèrement jaunâtre ; sa consistance, quoique très-dure encore, l'est beaucoup moins que celle de l'émail ; sa coupe offre un grand nombre de petites taches arrondies qui lui donnent un aspect comme granuleux; au microscope, elle est presque entièrement composée d'ivoire ; mais un grand nombre de petits anneaux ronds ou ovales, résultant de la section transversale ou oblique de petits canaux à peu près cylindriques, et remplis de grains dentinaires ou de dépôts calcaires amorphes, représentent les cavités oblitérées des anciens étuis de dentine, développés sur les bulbes secondaires de la pulpe hypertrophiée. L'étude comparative de cette pièce et de la précédente ne peut laisser aucun doute sur l'origine et les progrès du travail de dentification des odontômes bulbaires (1).

(1) J'ai omis à regret dans la description de ces deux pièces un grand nombre de détails curieux qu'il serait trop long d'exposer ici. La pièce de M. Forget est très-bien représentée sur la pl. I de son mémoire déjà cité *Sur les anomalies dentaires*.

Ce travail, considéré dans son essence, ne diffère pas de celui de la dentification normale, mais on vient de voir que les conditions au milieu desquelles il s'effectue sont tout à fait spéciales, et que les tissus dentaires qui en résultent offrent une disposition des plus insolites. Ces conditions ne permettent pas à l'odontôme de revêtir la forme d'une couronne dentaire, et s'opposent presque toujours à la formation des racines. Celles-ci, en effet, ne peuvent se développer que lorsque la coque d'ivoire qui entoure le bulbe s'étend *régulièrement* et *circulairement* jusqu'à la base de la pulpe; si la dentification gagne l'un des côtés de cette base avant que la coque soit achevée sur les autres points, ou si elle se produit à la fois au centre et à la surface de la tumeur, comme cela avait lieu sur la pièce que j'ai décrite, ou si, enfin, toute autre perturbation retarde ou accélère en quoi que ce soit la marche graduelle de la formation de l'ivoire, la formation des racines devient impossible. Mais, lorsque l'hypertrophie de la pulpe n'est pas très-considérable, lorsque l'odontôme est peu volumineux, lorsque tous les bulbes secondaires sont superficiels, et que tous entrent simultanément en dentification, il peut arriver, par exception, que, malgré la grave perturbation que subit l'évolution du bulbe, l'enveloppe d'ivoire descende assez régulièrement sur la base de la pulpe pour réaliser des conditions analogues à celles qui, sur les couronnes normales, amènent la formation du collet dentaire, et, par suite, celle des racines. C'est ce qui a eu lieu probablement dans un cas fort remarquable et peut-être unique, observé, en 1809, à l'Hôtel-Dieu, par M. Oudet, dans le service de Pelletan. J'ai déjà mentionné ce fait (Voy. p. 47). La pièce fut réclamée par Pelletan, qui la donna plus tard au dentiste Miel. J'ignore ce qu'elle est devenue. Mais, avant de s'en dessaisir, M. Oudet en tira un moule en plomb qu'il possède encore et qu'il a bien voulu me confier; il m'a remis en outre un excellent dessin original exécuté par Miel lui-même, dessin que Ét. Geoffroy-Saint-Hilaire a reproduit dans son mémoire déjà cité (1), et que je reproduis à mon tour (*fig. 11*). L'étude de ce dessin permet déjà

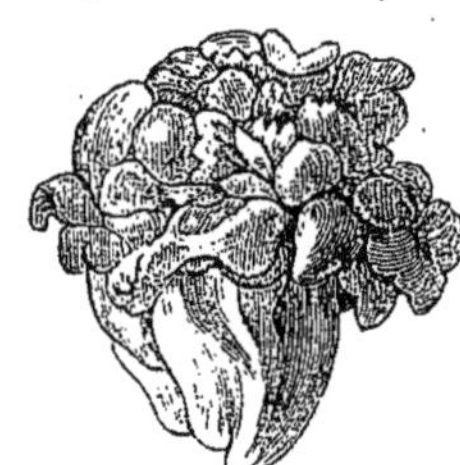

Fig. 11.

de constater qu'il s'agit d'un odontôme odontoplastique; c'est ce que confirme pleinement l'examen du moule, car, en l'étudiant sur

(1) Et. Geoffroy Saint-Hilaire, *Système dentaire des mammifères et des oiseaux.* Paris, 1824, gr. in-8° de 82 pages, pl. I, fig. 18. Ce dessin a été reproduit par M. Forget dans son mémoire *Sur les anomalies dentaires*, pl. II, fig. 3.

toutes ses faces, on ne trouve nulle part la moindre apparence d'une partie de couronne régulièrement formée. Tous les mamelons dentaires qui la surmontent sont informes et évidemment développés sur des bulbes secondaires. Or, cet odontôme odontoplastique se continue à sa base avec une masse conique, qui donne immédiatement l'idée d'une racine, mais d'une racine tout à fait anormale, énorme, irrégulière, sur laquelle j'ai compté une dizaine de sillons longitudinaux plus ou moins complets. Dans ce cas, la formation d'un prolongement radiculaire avait réalisé les conditions qui amènent l'éruption des dents. L'odontôme avait donc pu percer la gencive, et prendre rang sur l'arcade dentaire, à la place des deux petites molaires. Le développement de cette racine irrégulière avait sans doute été favorisé par le peu de volume de l'odontôme, et il est probable qu'à mesure qu'elle se formait, une mince couche de cément s'était déposée à sa surface. Mais il me paraît certain que le cément ne participait en rien à la constitution de l'odontôme proprement dit. Quoi qu'il en soit, ce fait paraît unique jusqu'ici. D'une manière très-générale, on peut dire que les odontômes bulbaires n'ont pas de racines. Or, on n'a pas oublié que, chez les animaux qui n'ont pas d'organe du cément, le cément ne se produit que sur les racines. Il en résulte que, *chez l'homme,* les odontômes bulbaires dentifiés ne renferment pas de cément (1).

Lorsque la dentification est achevée, la tumeur provoque ordinairement autour d'elle une réaction inflammatoire suivie de suppuration, et, si l'on vient alors à ouvrir le kyste osseux, on trouve que la masse dentaire y est entièrement libre. On peut se demander si cet isolement, qui permet d'en pratiquer aisément l'extraction, est la cause ou l'effet de l'inflammation suppurative. Il est clair qu'elle pourrait en être l'effet, et que la suppuration qui se produit dans l'intérieur du kyste osseux est de nature à amener la destruction des adhérences fibreuses ou vasculaires qui pourraient exister encore entre la paroi de la cavité et la base de la tumeur; c'est ainsi que toute inflammation, née au fond des alvéoles, peut amener la chute des dents, c'est-à-dire la destruction de leur pédicule vasculaire et nerveux. Il est probable toutefois que, dans beaucoup de cas, l'isolement de la tumeur précède et produit l'inflammation. Il s'y passe alors un phénomène semblable à celui qui

---

(1) Cette proposition semble infirmée par la description que M. Forget a donnée de son odontôme bulbaire dentifié. Mais j'ai étudié la pièce avec le plus grand soin, et je me suis assuré qu'elle ne renferme pas de cément. Voy. aussi plus haut, p. 50, note 2.

amène quelquefois, chez le vieillard, la chute spontanée des dents.
La dentification qui, dans les dents les plus saines, continue à s'effectuer à l'intérieur de leur cavité pendant toute la vie, et qui a pour
conséquence d'augmenter l'épaisseur de la paroi d'ivoire aux dépens
du volume de la pulpe, finit souvent, dans un âge avancé, par combler toute la cavité dentaire, et par faire entièrement disparaître
la pulpe. La dent, alors, devient un corps étranger, et est expulsée
graduellement par le retrait de l'alvéole. Or, la dentification des
odontômes bulbaires amène une disposition tout à fait comparable
à celle-là. En examinant la base de ces tumeurs, après leur expul-
sion ou leur extraction, on n'y aperçoit aucune ouverture vasculaire, aucun orifice pouvant donner passage au moindre filament
de la pulpe ; celle-ci s'est donc entièrement dentifiée, comme sur
les dents des vieillards, et on conçoit très-bien que cette circonstance soit de nature à transformer la tumeur en un véritable corps
étranger, qui, privé de toutes ses connexions. et devenu libre dans
la cavité du kyste, a toute chance de provoquer autour de lui des
accidents d'inflammation et de suppuration.

Dans l'exposé qui précède, j'ai supposé que l'odontôme bulbaire
se dentifiait en une seule masse. C'est le cas le plus ordinaire et le
plus simple. La continuité de la masse dentifiée indique que l'odontôme, avant la dentification, était revêtu sur toute sa surface d'une
couche de cellules dentinaires, ou que, si cette couche pouvait
manquer en certains points plus comprimés que les autres, elle
était, du moins, partout continue avec elle-même. Mais cette continuité de la couche corticale peut très-bien faire défaut. Dans le
développement irrégulier et inégal du bulbe qui s'hypertrophie, la
couche corticale, partout plus ou moins comprimée, peut résister
très-inégalement sur les divers points de son étendue. Par exemple,
les plis correspondant aux sillons qui séparent les bulbes secondaires, peuvent être soumis par les bulbes adjacents à des pressions
capables de faire atrophier la couche de cellules dentinaires, et dès
lors, il peut se faire que les bulbes secondaires, après leur dentification, ne se fusionnent pas les uns avec les autres. C'est ainsi, je
pense, que doit s'expliquer la formation de ces kystes osseux des
mâchoires, où l'on trouve plusieurs, ou même un très-grand nombre de masses très-dures plus ou moins arrondies, mamelonnées,
irrégulières, inégales en volume. Je n'ai pas eu l'occasion de les
observer, mais il y a une observation de Dupuytren qui ne peut
guère être interprétée autrement. Ce chirurgien retira d'un énorme
kyste osseux du maxillaire supérieur « une quantité étonnante de

« corps étrangers ayant la forme de globes inégaux, irréguliers,
« très-durs, formés de matière osseuse ou crétacée, et dont on ne
« saurait donner une meilleure idée qu'en les comparant, quant
« à la forme, à ces fragments volumineux de mâchefer qu'on ré-
« pand sur les routes (1). » Cette comparaison des ostéides en question avec les morceaux de mâchefer, c'est-à-dire avec les scories
ferrugineuses d'une forge, est très-significative, car elle est parfaitement applicable à plusieurs pièces d'odontômes dentifiés que j'ai
eues entre les mains. Dupuytren ne fit pas analyser ces ostéides ; à
plus forte raison ne les fit-il pas examiner au microscope. Je n'ai
donc pas le droit d'affirmer que c'étaient des amas d'ivoire ; mais
leur siége, leur nombre, leur complet isolement, la jeunesse du
malade, tout dépose en faveur de cette interprétation.

Duval a publié, en 1811, dans les *Bulletins de la Faculté de médecine*
(n° 8, p. 168), une note très-abrégée sur un fait qui n'est pas sans analogie avec le précédent. Ce fait lui avait été communiqué par Girard,
professeur à Alfort. On trouva, dans le « sinus maxillaire » d'un cheval, une dent molaire qui « avait pris un développement si irrégulier,
« qu'on avait de la peine à reconnaître une dent dans la masse ronde
« et informe qu'elle présentait. » Cette dent, ajoute l'auteur, « était
« logée, *ainsi que plusieurs autres*, dans le sinus maxillaire. » On a
souvent pris, chez l'homme, des kystes dentaires pour des kystes
du sinus maxillaire ; il n'est donc pas étonnant que la même erreur
ait pu être commise par Girard. La description de la masse dentaire
principale s'accorde si bien avec celle des odontômes, que le diagnostic ne peut être douteux pour nous. Or, à côté de cette masse
dentaire, et dans la même cavité, il y en avait *plusieurs autres ;* cela
semble indiquer qu'il s'agissait d'un odontôme dentifié en plusieurs
masses distinctes.

§ 3. — Odontômes coronaires.

Je donne le nom d'odontômes coronaires à ceux qui naissent pendant la troisième période de l'évolution des follicules dentaires, c'est-
à-dire pendant la formation de la couronne. Leur début est donc pos-
térieur à l'apparition normale des chapeaux de dentine et antérieur
à la formation des racines. Ce qui caractérise ces odontômes, c'est
la présence d'une couronne bien figurée, incomplète, mais parfai-

---

(1) Dupuytren, *Leçons orales publiées par Brierre de Boismont et Marx.* 2e édit.,
1839, t. II, p. 135. Observ. III, du chap. des kystes osseux. Cette observation ne
se trouve pas dans la 1re édition des *Leçons orales.*

tement normale par sa configuration, son volume et sa structure, et qui se retrouve quelque part à la surface de la tumeur (ou même dans son épaisseur lorsque l'odontôme existe chez un animal pourvu de l'organe du cément). Personne n'ignore que l'ivoire et l'émail, une fois formés, ne sont susceptibles ni de s'hypertrophier, ni de se résorber, ni de se laisser distendre. L'hypertrophie des parties molles adjacentes ne peut donc faire subir aucune modification à la portion de couronne qui était déjà développée avant le début du travail pathologique. Il en résulte que la tumeur, à quelque époque de son évolution qu'on la considère, présente toujours quelque part une portion de couronne dont la conformation et le volume correspondent à l'une des phases normales de la période coronaire.

Chez l'homme, et en général chez tous les animaux qui ne possèdent pas l'organe du cément, les odontômes coronaires sont toujours dus à l'hypertrophie de la pulpe. Chez les herbivores pachydermes, ils peuvent, sans doute, avoir le même point de départ ; mais ils sont, en général, la conséquence de l'hypertrophie de l'organe du cément.

Nous décrirons donc successivement les *odontômes coronaires cémentaires* qui ne s'observent que chez les herbivores, et les *odontômes coronaires pulpaires,* les seuls que l'on rencontre chez l'homme.

Cette division correspond exactement à celle que nous avons admise pour les odontômes odontoplastiques. Si nous substituons l'épithète de pulpaire à celle de bulbaire, c'est parce que la couche corticale du bulbe, déjà dentifiée dans une partie de son étendue, est devenue parfaitement distincte de la pulpe, et reste étrangère, dans toute cette partie dentifiée, aux accidents de nutrition dont la pulpe est le point de départ.

A. — *Odontômes coronaires cémentaires.*

L'organe du cément des herbivores enveloppe l'organe de l'émail, qui enveloppe à son tour l'organe de l'ivoire. Le cément coronaire est donc toujours en réalité appliqué sur la surface *extérieure* de l'émail. On divise cependant ce cément en deux parties, désignées sous les noms de *cément extérieur* et de *cément intérieur.* Cette distinction, très-importante pour nous, nécessite quelques mots d'explication.

Lorsqu'on ouvre, sur un fœtus humain, le follicule d'une dent incisive, le bulbe se présente sous la forme d'une papille convexe, et même conique. Mais, chez le cheval, cette papille de l'incisive présente à son sommet une dépression profonde, étroite et conique,

sorte de calice sur la paroi duquel on retrouve l'organe de l'émail
étalé en mince membrane, et au-dessous de lui la rangée de cellules
dentinaires qui caractérise la couche corticale du bulbe.

Cette dépression, ce calice, qui constituera plus tard le *cornet
dentaire,* n'est pas vide. Il est occupé par un prolongement de l'organe du cément, qui y pénètre sous la forme
d'une papille conique : c'est la *papille cémentaire.* La coupe schématique ci-contre rendra
compte de cette disposition. Lorsque la dentification s'effectue, elle débute d'abord sur la
partie la plus saillante du bulbe, tout autour
de la base du cornet ; puis, s'étendant peu à
peu au reste de la surface du bulbe, elle descend à la fois sur la partie extérieure de cette
surface, en dessinant les contours de la couronne, et sur sa partie déprimée ou invaginée,
en formant autour de la papille cémentaire
un cornet de dentine, plus tard tapissé d'é-
mail. Ce cornet est d'abord ouvert, en I, du

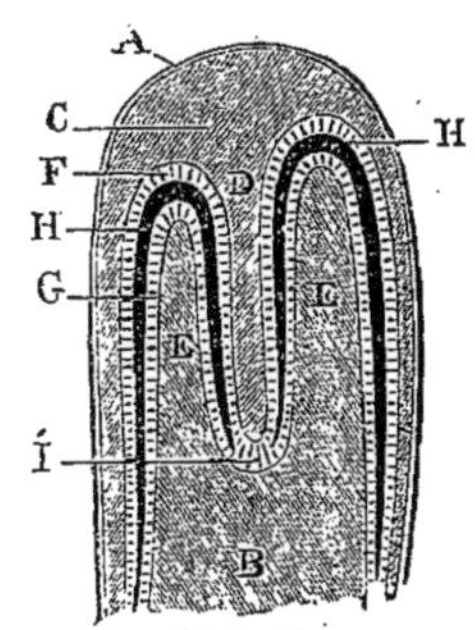
Fig. 12.
Coupe schématique mon-
trant le développement
du cornet dentaire chez
le cheval (*).

côté de la base du bulbe ; mais, la dentification faisant des progrès, il se referme complétement, et dès lors la papille cémentaire est séparée définitivement de la pulpe par une lame plus ou
moins épaisse d'ivoire recouverte d'une couche d'émail.

Bientôt le cément se forme à son tour au-dessus de l'émail ; il se
forme partout où existait l'organe du cément, c'est-à-dire que,
d'une part, il constitue autour de la couronne une enveloppe complète, et que, d'une autre part, il se prolonge jusqu'au fond du
cornet, qu'il finit par remplir entièrement.

Telle est la disposition du cément lorsque la dent sort de son
alvéole ; mais la dent ne tarde pas à s'user. La couche de cément
qui recouvrait la surface triturante s'use la première ; l'émail, mis
à nu, s'use à son tour, et enfin l'ivoire. Dès lors, la continuité qui
existait entre le *cément extérieur* et le *cément intérieur,* qui remplit
le cornet, se trouve interrompue ; le cément intérieur se montre
sur la surface triturante sous la forme d'une marbrure centrale,

(*) A, paroi du follicule, B la pulpe, C l'organe du cément, D la papille cémentaire pénétrant
dans une dépression centrale de la pulpe, EE partie de la pulpe qui entoure la papille cémentaire, F la rangée des cellules de l'émail séparant le bulbe de l'organe du cément, G rangée
des cellules dentinaires, séparée de la précédente par une couche d'ivoire H qui se prolonge
de haut en bas autour de la papille cémentaire, en constituant la paroi du cornet dentaire.
Celui-ci n'est pas encore complet ; il forme seulement un tube, ouvert en I, où le sommet de la
papille cémentaire n'est séparé de la pulpe que par la double rangée des cellules de l'émail et
de l'ivoire.

encadrée d'une ligne d'émail, qui la sépare de l'ivoire. La forme et le volume de cette marbrure varient naturellement, suivant que la dent est plus ou moins usée, et permettent de déterminer approximativement l'âge des chevaux qui ont déjà toutes leurs dents.

Pour simplifier la description, j'ai supposé qu'il s'agissait d'une dent à un seul cornet. Sur les molaires, l'existence de plusieurs cornets complique singulièrement la disposition des parties constituantes de la dent, mais, en définitive, les phénomènes sont toujours les mêmes.

Cela posé, les odontômes coronaires cémentaires peuvent être dus à l'hypertrophie de la partie de l'organe du cément qui entoure la couronne, ou à l'hypertrophie de la partie de cet organe qui s'enfonce dans les cornets, ou enfin à l'hypertrophie de tout l'organe du cément.

De là trois variétés que j'appellerai les odontômes cémentaires extérieurs, les odontômes cémentaires intra-coronaires, et les odontômes cémentaires mixtes.

La pièce, représentée sur la figure 13, nous offre un exemple de la première variété; on y aperçoit en *aab* la coupe de la couronne d'une dent molaire, couronne dont le développement ne s'est pas achevé, mais dont la partie formée est parfaitement régulière. Avant toute préparation, la surface triturante de cette couronne *aa* et l'une de ses faces latérales *ab* s'apercevaient à la surface de la tumeur. Le reste est englobé dans une masse volumineuse, bosselée, irrégulière, *ccdcc*, masse très-dure et homogène

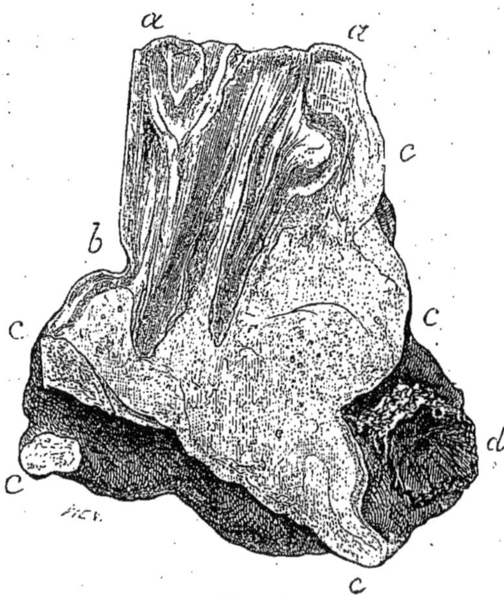

Fig. 13.

Coupe verticale d'un odontôme cémentaire extra-coronaire. Dent molaire de cheval. (Musée d'A fort.)

qui, sur la coupe, présente tout à fait l'apparence de l'ivoire, mais qui, examinée au microscope, est exclusivement composée de cément. L'origine de cet odontôme est inconnue ; mais, la surface triturante de la couronne étant usée, nous savons que la dent avait fait son éruption, et avait servi à la mastication.

Il est clair que la couronne était déjà en grande partie formée lorsque la maladie a débuté sur l'organe du cément extérieur. Cet organe, en s'hypertrophiant, a constitué une tumeur qui a comprimé de toutes parts la base de la pulpe, qui en a déterminé l'atrophie, et qui a ainsi arrêté la croissance de la couronne. La partie inférieure de celle-ci s'est donc trouvée plus tard emprisonnée dans une volumineuse masse de cément, et la formation des racines a été rendue impossible.

Une autre pièce du même musée, représentée sur la figure 14, est un exemple d'odontôme cémentaire intra-coronaire. Cette dent monstrueuse avait, comme la précédente, fait son éruption, et sa surface triturante *aa* est usée. La partie *aabb* est la couronne à peu près

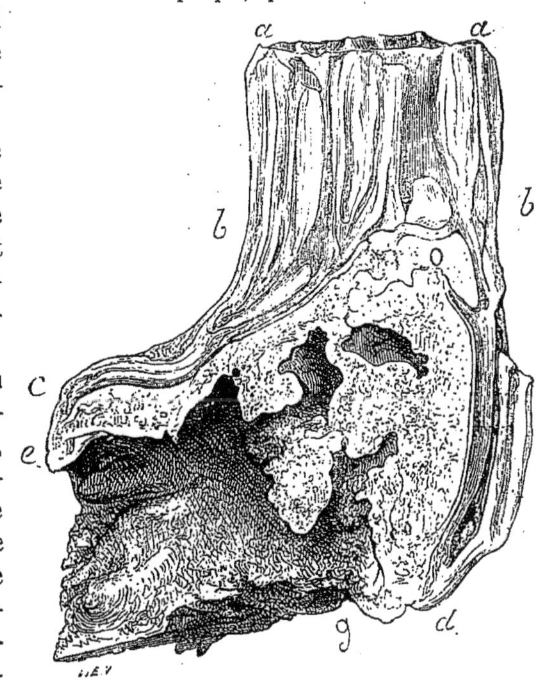

Fig. 14.

Coupe verticale d'un odontôme cémentaire intra-coronaire de la 4ᵉ molaire supérieure d'un cheval. (Musée d'Alfort.)

normale de la 4ᵉ molaire supérieure d'un cheval. Au-dessous (1) de cette partie, qui n'est nullement déformée, la couronne s'élargit et se dilate, pour loger une énorme masse dure et d'un blanc légèrement jaunâtre, qui adhère intimement à la face profonde des couches de la couronne dilatée, et qui, supérieurement, en O, se continue dans

____

(1) Quoique la dent provienne de la mâchoire supérieure, j'ai cru devoir, dans ma description, me conformer à l'usage qui consiste à désigner les diverses parties des dents d'après la situation qu'elles occupent sur les dents de la mâchoire inférieure. J'appelle donc partie supérieure celle qui correspond à l'arcade dentaire, et partie inférieure celle qui correspond au fond de l'alvéole.

la couronne, jusqu'à la surface triturante, sous la forme d'une colonne verticale. On peut déjà reconnaître à l'œil nu que cette colonne verticale est constituée par le cément qui remplit l'un des cornets dentaires.

Cette pièce remarquable, recueillie en 1857 par M. Mégnin, vétérinaire à l'artillerie de la garde impériale, et donnée par lui à M. Bouley sous le titre de *Spina ventosa dentaire,* a été méntionnée par ce dernier dans l'article DENTS du *Nouveau Dictionnaire vétérinaire* (1). Avant de la décrire, M. Bouley consulta MM. Robin et Magitot, qui, d'après quelques préparations microscopiques partielles, arrivèrent à déterminer dans les termes suivants la succession des phénomènes du développement de la tumeur : « 1° Affec-« tion organique d'une division de la pulpe dentaire, avec hyper-« trophie de l'organe; affection indéterminée faute d'examen ana-« tomo-pathologique; 2° distension de la cavité de la pulpe par « l'organe hypertrophié ; 3° troubles dans la production de l'ivoire « qui, au lieu de se former par couches régulières, s'est déposé « sous forme de stalactites tapissées de cément par l'organe pro-« ducteur de cette substance, resté sain. »

Ainsi, d'après MM. Robin et Magitot, il s'agirait d'un odontôme pulpaire, et non d'un odontôme cémentaire. Mais deux objections capitales s'élèvent contre cette interprétation. D'une part, tout ce que l'on connaît sur la physiologie de l'ivoire et du cément, prouve que ces tissus, une fois formés en couche continue, ne sont pas susceptibles de se prêter à la distension ; on ne peut donc admettre que la pulpe ait pu, en s'hypertrophiant, dilater la cavité rigide et inextensible qui l'entourait. D'une autre part, il est impossible que l'organe du cément, *resté sain,* ait pu déposer du cément dans la cavité de la pulpe, car, s'il y a un cément appelé intérieur par opposition à celui qui forme la couche extérieure de la couronne, ce cément n'est intérieur qu'en apparence; il pénètre dans une dépression de la couronne, mais cette dépression est séparée de la cavité dentaire, c'est-à-dire de la pulpe, par une épaisse couche d'émail et d'ivoire. Pour résoudre ces difficultés, j'ai demandé à mon ami et collègue, M. Bouley, l'autorisation de faire pratiquer par M. Bourgogne fils une tranche microscopique comprenant toute la surface de la coupe. Cette permission m'a été libéralement accordée. J'ai pu constater ainsi : 1° que la tumeur intra-coronaire est exclusive-

---

(1) Bouley et Reynal, *Nouveau Dictionnaire pratique de médecine, de chirurgie et d'hygiène vétérinaires,* t. IV, p. 638. Paris, 1858, in-8°.

ment composée de cément; 2° qu'elle se continue sans interruption avec la colonne cémentaire qui remplit l'un des cornets dentaires ; 3° enfin et surtout qu'elle est partout tapissée d'une couche d'émail parfaitement régulière, qui la sépare entièrement de l'ivoire. Par exemple, si l'on étudie au point *c* la superposition des couches, on y trouve de dehors en dedans : 1° le cément extérieur; 2° l'émail extérieur; 3° l'ivoire; 4° l'émail intérieur; 5° la masse cémentaire qui constitue la tumeur intra-coronaire.

Ainsi, il n'y pas à en douter, cette tumeur cémentaire s'est développée dans l'extrémité inférieure du prolongement que l'organe du cément envoyait au fond de l'un des cornets dentaires. Ce fait anatomique est parfaitement établi.

Voici donc de quelle manière cette tumeur s'est produite. La partie supérieure de la couronne était déjà formée ; mais les tubes dentaires d'ivoire et d'émail qui descendent sur les prolongements intérieurs de l'organe du cément n'étaient pas complets, et le cornet n'était pas encore refermé (voy. p. 79, *fig.* 12), lorsque l'un de ces prolongements a été atteint d'hypertrophie. En haut, du côté de la surface triturante, l'organe du cément, entouré d'un étui inextensible, n'a pu prendre aucune expansion; mais à l'extrémité inférieure, où il n'était séparé de la pulpe que par l'organe de l'émail, mince et molle membrane, et par la couche corticale du bulbe, aucun obstacle ne s'est opposé à son développement, et il s'est accru librement en largeur et en hauteur.

Dans le premier sens, il a dilaté toutes les couches extérieures du bulbe, couches qui, étant encore molles et extensibles, se sont prêtées sans difficulté à cette ampliation en conservant leur continuité, leur structure et leurs propriétés odontogéniques. La couronne a donc pu continuer à s'accroître ; elle s'est prolongée le long de la couche corticale dilatée et a dû ainsi s'élargir considérablement au niveau de la tumeur, sur les contours de laquelle elle s'est exactement moulée. Cette coque dentaire une fois formée autour d'elle, la tumeur hypertrophique a cessé de croître en largeur, mais rien ne l'empêchait de se développer encore en hauteur. Elle ne rencontrait, du côté de la base de la dent, aucune résistance sérieuse. La membrane de l'émail et la couche corticale du bulbe, qui la séparaient de la pulpe, ne lui opposaient qu'une barrière illusoire; ces deux couches, comprimées entre la tumeur et la pulpe, se sont atrophiées, et ont disparu, de sorte que la cavité du cornet n'a pu se refermer, et est restée définitivement en communication avec la cavité de la pulpe. C'est alors que la tumeur est devenue le siège d'une dentification exclusivement cémentaire. Quant à la pulpe, en perdant sa couche corticale, elle avait perdu sa propriété de dentification ; elle est donc restée molle ; c'est elle, sans doute, qui remplissait l'excavation large et irrégulière qui est creusée dans la base de la dent.

Une semblable disposition rendait impossible l'achèvement de la couronne, et à plus forte raison la formation des racines. La dent n'en a pas moins fait son éruption, et on ne s'en étonnera pas si l'on songe que chez le cheval l'éruption s'effectue avant le développement des racines. La dent est donc venue prendre sa place ordinaire, et, comme la partie de couronne qui se montrait à l'extérieur était régulièrement formée, l'arcade dentaire paraissait tout à fait normale. Le cheval vécut ainsi jusqu'à l'âge de huit ans. Mais alors survinrent des accidents de jetage, qui furent attribués à la morve. L'animal fut abattu ; et à l'autopsie on trouva que le jetage était dû à la suppuration du sinus maxillaire, dans lequel la base de la tumeur avait fait irruption, après avoir détruit la cloison osseuse qui séparait le sinus de l'alvéole dilaté. J'extrais ces renseignements d'une note que M. Mégnin a bien voulu me remettre.

Une autre pièce, déposée par M. Bouley dans le musée d'Alfort, sous le n° 163 B, fournit un exemple de ces odontômes cémentaires que j'ai appelés mixtes, parce qu'ils occupent à la fois l'extérieur et l'intérieur de la couronne. L'organe du cément s'est hypertrophié en entier presque au début de la période de dentification, à une époque où la couronne n'était encore constituée que par des cuspides isolées. Trois de ces cuspides, parfaitement caractérisées par leur structure et par la disposition régulière de l'émail et de l'ivoire, s'aperçoivent sur la surface supérieure de la tumeur. Une coupe verticale a montré que ces trois cuspides se continuent dans l'épaisseur de la tumeur, sous la forme de colonnes longitudinales où la superposition très-régulière de l'émail et de l'ivoire reproduit exactement la constitution des couronnes dentaires. Mais ces trois colonnes sont isolées et perdues au milieu d'une énorme masse de cément qui les enveloppe et les disjoint. En mesurant la distance qui sépare les trois cuspides, on trouve qu'elle est cinq ou six fois plus considérable que la largeur du cornet dentaire le plus volumineux. C'est la conséquence de l'hypertrophie de la partie de l'organe du cément qui pénétrait dans le cornet. Cet organe, en se tuméfiant, a refoulé excentriquement les cuspides qui étaient déjà formées, mais qui n'étaient pas encore fusionnées. La partie extra-coronaire du cément s'est hypertrophiée en même temps ; il en est résulté après la dentification une masse cémentaire, partout continue avec elle-même, et au milieu de laquelle sont dispersées les trois parties de la couronne disloquée.

Toutes les pièces sur lesquelles repose la description des odontômes coronaires cémentaires ont été recueillies sur le cheval. Et réciproquement, tous les odontômes coronaires du cheval qu'il m'a été possible de me procurer sont cémentaires, à l'exception d'un seul. Je reviendrai plus loin sur cette particularité.

B. — Odontômes coronaires pulpaires (ou dentinaires).

J'ai déjà dit que ce sont les seuls odontômes coronaires que l'on puisse observer chez l'homme. Chez les herbivores, ils paraissent plus rares que les odontômes coronaires cémentaires ; j'en connais cependant un exemple chez le cheval.

Il y a lieu de distinguer le cas où toute la pulpe participe à l'hypertrophie, de celui où l'affection, plus limitée, n'occupe qu'une portion restreinte de la surface de cet organe. Dans le premier cas, l'odontôme est *diffus,* dans le second cas, il est *partiel* ou *circonscrit*. Nous décrirons successivement ces deux variétés bien distinctes.

1° *Odontômes pulpaires diffus*. — Au moment où cette tumeur débute, la partie supérieure de la pulpe est entourée d'une coque de dentine émaillée; mais, entre le bord inférieur de cette coque et le col du follicule dentaire, la surface de la pulpe n'est limitée que par sa couche corticale. Celle-ci, molle et extensible, n'oppose aucun obstacle au développement hypertrophique de la substance pulpaire. L'hypertrophie constitue donc d'abord une tumeur molle et vasculaire, dont la base élargie correspond au col du follicule, et dont le sommet est surmonté d'une portion de couronne bien formée, et même tout à fait normale. Le bord inférieur de cette couronne se continue avec la couche corticale à cellules dentinaires qui entoure la pulpe hypertrophiée. Par conséquent, lorsque la dentification, interrompue par le travail hypertrophique, reprendra sa marche, elle s'effectuera dans la couche corticale, en constituant une coque de dentine qui fera suite à la couronne, et se prolongera tout autour de la tumeur. Plus tard, cette coque, en s'épaississant par la juxtaposition de nouvelles couches de dentine à sa face interne, pourra combler peu à peu d'une manière plus ou moins complète la cavité occupée dans l'origine par la pulpe hypertrophiée.

Toutes les éventualités que nous avons indiquées à l'occasion des

odontômes odontoplastiques peuvent se présenter ici. L'organe de
l'émail, comprimé entre la surface de la tumeur et la paroi, peut
être altéré au point de perdre sa propriété odontoplastique, et
alors, après la dentification, on ne trouve aucune trace d'émail dans
la tumeur. Mais il peut se faire que cet organe persiste en totalité ou
en partie, et que des traînées d'émail puissent ensuite se former,
soit à la surface de l'odontôme, soit dans les replis, plus ou moins
profonds et plus ou moins sinueux, de cette surface rendue informe,
irrégulière et anfractueuse, par des végétations plus ou moins volumineuses, plus ou moins nombreuses, et plus ou moins comparables à celles qui, dans les odontômes odontoplastiques, constituent les bulbes secondaires. Ces végétations peuvent d'ailleurs faire
complétement défaut, et la surface de l'odontôme présente alors
des contours presque réguliers. Ces données suffiront pour faire
comprendre la description des deux pièces d'odontômes pulpaires
diffus qu'il m'a été permis d'examiner.

L'une de ces pièces, dont l'histoire pathologique est malheureusement tout à fait inconnue, fait partie de la collection de mon vé-
néré collègue, M. Oudet. C'est une canine
dont la couronne, très avancée dans son
développement, et recouverte d'une bril-
lante couche d'émail, se continue inférieu-
rement avec une tumeur globuleuse et
creuse, constituée par une coque d'ivoire
sans émail. L'épaisseur de cette coque est
fort inégale; en certains points, elle n'est
que d'un demi-millimètre, ailleurs, elle a
au moins 3 millimètres; enfin, elle présente,
sur une de ses faces, une large solution de
continuité qui n'a point été produite par une fracture, et à travers laquelle la pulpe intérieure s'implantait sur la paroi du follicule. On ne peut savoir dans quel état était cette pulpe, ni si la tumeur était encore en voie de dentification; la dentine aurait peut-
être fini par combler plus ou moins complétement la cavité
pulpaire ; peut-être aussi l'état de cet odontôme était-il devenu
définitif. Il est clair, en tout cas, que la couronne n'aurait pu s'a-
chever, et que la formation de la racine était impossible.

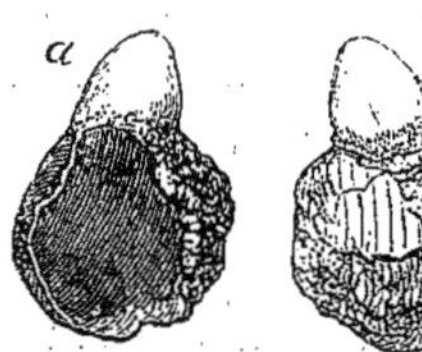

Fig. 15.

Odontôme coronaire d'une canine humaine (pièce de M.
Oudet).

a, partie supérieure de la couronne, bien conformée.

L'autre pièce, déposée depuis plus de 40 ans dans la galerie d'a-
natomie comparée du Muséum d'histoire naturelle, salle 4 du
1er étage, n° 1324, a été mentionnée par Étienne Geoffroy-Saint-
Hilaire dans son mémoire déjà cité, et figurée par M. Emmanuel

Rousseau dans la planche 26 de son *Anatomie comparée des systèmes dentaires*. Cet odontôme occupe la 4e molaire supérieure d'un cheval de deux ans. Une portion de couronne, qui avait fait son éruption et avait pris rang sur l'arcade dentaire, a été usée en grande partie par la mastication; sa surface triturante, tout à fait semblable à celle des dents voisines, est supportée par une portion de couronne bien normale, dont la hauteur, autrefois plus considérable, est réduite maintenant à 4 ou 5 millimètres, et qui se continue avec une masse dentaire irrégulière, haute d'au moins 6 centimètres, large de 8 à 9 centimètres. Cette masse est constituée par la réunion de deux globes volumineux et d'une douzaine de grosses végétations, pour la plupart digitiformes, dont plusieurs ont au moins 15 millimètres de large sur 4 à 5 centimètres de long. Une coupe, pratiquée depuis 40 ans par M. Rousseau sur l'un des globes principaux, a divisé en même temps l'une des grandes végétations digitiformes. Celle-ci n'offre aucune cavité; mais une cavité irrégulière, en forme de trèfle, occupe le centre de la masse globuleuse, et communique avec l'extérieur par une ouverture assez étroite. Cette cavité renfermait la pulpe non encore dentifiée. Ses parois, dont l'épaisseur varie de 1 à 2 centimètres, montrent sur leur coupe des traînées blanches, imitant, suivant l'expression de Geoffroy-Saint-Hilaire, la disposition des roches stratifiées.

Je n'ai pas pu pratiquer de coupes microscopiques sur cette tumeur, mais l'examen à l'œil nu suffit parfaitement pour reconnaître l'existence de traînées d'émail au milieu d'une masse d'ivoire. Y a-t-il en outre du cément? C'est ce qui reste douteux pour moi; mais il est bien certain qu'il s'agit d'un odontôme pulpaire à forme végétante et que le cément, s'il y existe, n'y est qu'accessoire.

Ici encore, la formation des racines a été rendue impossible. Mais je n'en conclurai pas que tous les odontômes pulpaires doivent nécessairement être privés de racines. Celles-ci pouvant, comme on l'a vu, se former exceptionnellement dans les odontômes odontoplastiques, il est probable que la même exception peut se présenter aussi dans le cas des odontômes pulpaires diffus.

2° *Odontômes pulpaires partiels ou circonscrits*. Cette affection a été décrite par M. Salter sous le nom de *dents verruqueuses* (1). Elle s'observe sur des dents qui, ayant d'ailleurs leur forme

---

(1) James Salter, *On Warty Teeth*, dans ses *Contributions to Dental Pathology*, dans *Guy's Hospital Reports*, 3e s., vol. IV, p. 276 (Lond., 1858, in-8°).— Le même, *On Warty Teeth*, dans *Transactions of the Pathol. Society of London*, 1855, p. 173 et pl. IX.

normale, leur collet et leurs racines, sont surmontées, sur une partie assez restreinte de la surface de leur couronne, d'une petite tumeur latérale. d'apparence verruqueuse. Cette tumeur est tantôt simple, et formée d'une seule masse, tantôt constituée par la réunion d'un grand nombre de petites végétations semblables à des villosités ou à des papilles dentifiées. Dans ce dernier cas, chaque papille se compose d'une paroi d'ivoire qui est recouverte d'une couche régulière d'émail, et qui circonscrit une petite cavité centrale en communication avec la cavité de la couronne. On trouve également une cavité, simple ou ramifiée, et communiquant avec celle de la dent, au centre des odontômes coronaires partiels dont la surface n'est pas recouverte de végétations. La figure 16, que j'emprunte à M. Salter, donnera une idée de la constitution de ces tumeurs. L'odontôme, dans ce cas, paraissait appartenir à la racine plus qu'à la couronne, ou du moins s'implanter directement sur le collet ; mais, la coupe une fois faite, on a vu que sa cavité intérieure communiquait avec la cavité de la couronne en un point d situé sensiblement au-dessus du collet.

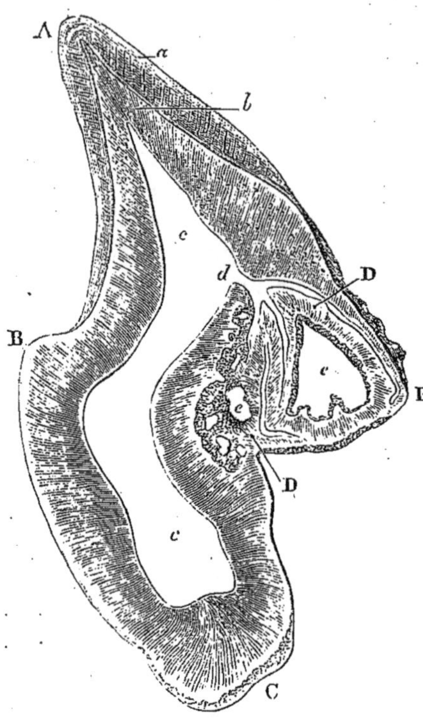

Fig. 16.

Coupe d'une incisive atteinte d'odontôme coronaire circonscrit. A, Bord de l'incisive. BB, le niveau du collet. C, la racine, DD, l'odontôme.

a, l'émail de la couronne, se prolongeant en couche très-mince à la surface de l'odontôme; b, l'ivoire de la couronne ; cette substance se continue avec l'odontôme qu'elle constitue presque entièrement; cc, la cavité de la pulpe ; elle se prolonge dans l'intérieur de l'odontôme, par un conduit, d, qui s'y ramifie ; e, e, cavités irrégulières creusées dans l'épaisseur de l'odontôme, communiquant probablement avec le conduit d, et logeant de grands îlots de pulpe non dentifiée.

M. Salter a parfaitement reconnu (1), que les tumeurs verruqueuses des dents ont leur origine dans la pulpe dentaire. Il était

(1) *Transact. of the Pathol. Society of London*, vol. VI, p. 176.

loin, cependant, d'en soupçonner la nature. Suivant lui, elles étaient
la conséquence, non d'une maladie amenant la déformation de la
pulpe, mais d'une malformation primitive de cet organe. « Leur
« formation, dit-il, ne peut être expliquée qu'en supposant l'exis-
« tence d'une pulpe aussi verruqueuse et aussi compliquée que la
« dent qui lui a succédé. » Et il ajoute que « cette malformation
« doit être considérée comme un vice de première formation, *vi-*
« *tium primæ formationis.* » Ailleurs, il fait remarquer, à l'appui de
sa théorie, que la disposition des dents verruqueuses est normale
chez le labyrinthodon pour les plis villeux latéraux, et chez les ga-
léopithèques pour les papilles verticales (1). Je ne pense pas, pour
ma part, qu'un vice de conformation primordiale de la pulpe
puisse rendre compte de la constitution de la tumeur ; tout s'explique, au contraire, très-bien par l'hypertrophie circonscrite de la
pulpe pendant la troisième période du développement de la dent.
On remarquera d'ailleurs qu'il y a dans la tumeur dentifiée plusieurs lacunes irrégulières, logeant des îlots de pulpe qui avaient
échappé à la dentification, disposition que nous avons déjà eu l'occasion de constater sur plusieurs autres odontômes. Pour ces divers
motifs, je range les tumeurs décrites par M. Salter au nombre des
odontômes. L'affection, étant limitée à une partie très-restreinte
de la surface de la pulpe, n'empêche pas le reste de la couronne
de se développer à peu près régulièrement, et dès lors aucun obstacle ne s'oppose à la formation de la racine. La dent peut donc
faire son éruption, et servir à la mastication comme une dent
normale.

Je rattache à la même variété d'odontômes une tumeur dentaire
remarquable dont l'observation a été publiée en 1826 par le dentiste
Lemaire. Il s'agit d'une canine supérieure droite dont l'éruption, retardée jusqu'à l'âge de 16 ans, se fit au-dessus du niveau des autres
dents. Sur l'un des côtés de la couronne, d'ailleurs bien conformée,
existaient trois végétations que l'auteur attribua à la fusion d'autant
de germes dentaires surnuméraires, primitivement distincts. Mais il
suffit de jeter les yeux sur la figure qui accompagne son observation pour reconnaître qu'il s'agit d'un odontôme coronaire circonscrit. La tumeur, plus volumineuse que dans le cas de Salter, a
troublé la formation de la racine, qui est assez irrégulière, mais qui
s'est pourtant développée complétement (2).

(1) *Guy's Hospital Reports,* 3e sér., vol. IV, p. 280.
(2) Lemaire, *Deux observations d'anatomie pathologique sur les dents,* dans le
Journal de médecine de Leroux, t. XXXVI, p. 252. — Paris, 1826, in-8°.

§ 4. — Odontômes radiculaires.

Lorsque la couronne est achevée, le bord inférieur de l'ivoire correspond exactement au col du follicule, qui dépose sur la racine, à mesure qu'elle se forme, une couche régulière de cément.

Les odontômes nés pendant cette période peuvent donc renfermer à la fois de l'ivoire et du cément. L'un ou l'autre de ces éléments peut être prédominant ou même constituer exclusivement la tumeur. De là deux variétés possibles : les *odontômes radiculaires cémentaires,* et les *odontômes radiculaires dentinaires*.

Quant à l'émail, les conditions qui président à sa formation ont disparu pour toujours. Il ne peut donc pas se produire dans les odontômes radiculaires.

Je ne connais pas d'exemples d'odontômes radiculaires dentinaires. Cela ne prouve rien contre l'"existence de cette variété. Je ferai néanmoins une remarque, c'est que le tissu osseux, dont le cément est composé, se forme aisément et rapidement au milieu des conditions les plus diverses ; tandis que le développement de l'ivoire, beaucoup plus difficile, plus lent, et surtout plus spécial, exige le concours d'une rangée de cellules dentinaires, qu'une perturbation relativement légère prive de leur propriété de dentification. Il paraît donc probable que, dans les tumeurs où sont réunies les conditions de la production de l'ivoire et celles de la production du cément, les formations cémentaires auront toutes chances d'être prédominantes. Déjà on a vu que chez le cheval, qui possède un organe spécial du cément, les odontômes coronaires sont habituellement cémentaires. Il y a donc quelque raison de supposer que chez l'homme les odontômes radiculaires doivent affecter de préférence la forme cémentaire.

A l'état normal, le blastème où naît le cément radiculaire, s'organise et s'ossifie à mesure qu'il se produit, de sorte qu'on ne trouve, entre le col du follicule qui sécrète ce blastème, et la surface radiculaire sur laquelle se dépose le cément, aucune substance concrète, aucun tissu organisé ou en voie d'organisation ; et voilà pourquoi on dit que l'homme n'a pas d'organe du cément. Mais si, par une cause quelconque, la sécrétion du blastème ossifique est exagérée, s'il s'en produit, dans un temps donné, une quantité supérieure à celle qui peut, dans le même temps, se fixer et s'ossifier sur la racine en voie de formation, ce blastème en excès s'accumulera sous forme de tumeur. Un phénomène analogue se produit quelquefois après l'achèvement des racines ; mais alors il affecte une marche très-lente, la tumeur qui en résulte, et qui est toujours très-petite, fait corps avec la racine qui n'est pas autrement altérée, et dont tous les éléments se retrouvent, parfaitement normaux, au-dessous de la formation cémentaire. Celle-ci, étant née graduellement, par dépôts successifs et superposés, affecte une disposition stratifiée comme le cément radiculaire lui-même, et il en résulte une tumeur qui porte, à bon droit, le nom d'*exostose cémentaire*. Mais il en est autrement, lorsque la production exagérée du blastème cémentaire a lieu pendant la formation de la racine. D'une part, elle est beaucoup plus abondante, et, d'une autre part, elle constitue une tumeur qui comprime et déforme la pulpe, de sorte que le développement de la racine se trouve gravement troublé, et que celle-ci est entièrement défigurée et même dénaturée.

L'existence d'un odontôme radiculaire ne peut évidemment porter aucune atteinte à la constitution de la couronne, qui est déjà formée. Si la dent a plusieurs racines, il est possible, sans doute, que la tumeur, née sur l'une d'elles, vienne à rencontrer, en s'accroissant, la base des prolongements pulpaires sur lesquels doivent se développer les autres racines, et que, dès lors, celles-ci soient plus ou moins déformées. Mais cette conséquence n'est nullement nécessaire, et, sur la seule pièce que j'aie pu étudier, les deux racines étrangères à l'odontôme s'étaient développées d'une manière, sinon tout à fait normale, du moins, presque normale.

Quoi qu'il en soit, la tumeur, n'occupant que la région des racines, ne s'oppose pas à l'éruption de la couronne dentaire; elle peut même paraître, à son rang, sur le bord alvéolaire, après avoir dilaté l'ouverture de l'alvéole, ou plutôt après avoir déterminé l'atrophie et l'absorption de la partie correspondante de l'os maxillaire.

On comprendra maintenant, sans difficulté, tous les détails de l'observation suivante.

Un homme de 45 ans (1) vint consulter M. Maisonneuve pour une tumeur gênante et douloureuse qui occupait le côté gauche de la mâchoire inférieure, et faisait principalement saillie dans l'intérieur de la bouche. « A la petite extrémité de l'ovoïde représenté « par la tumeur, se voyait une dent cariée dont la couronne, in- « complétement détruite, était en grande partie masquée par la « proéminence de la gencive que soulevait le produit morbide.

---

(1) Il est dit, dans les *Bulletins de la Société de chirurgie*, 1re sér. t. VI, p. 59, que le sujet était *un jeune homme*. Mais M. Forget, à qui M. Maisonneuve a communiqué l'observation, dit que le sujet avait 45 ans.

« Avant d'attaquer cette tumeur, M. Maisonneuve engagea son ma-
« lade à se faire extraire la dent cariée, pensant ouvrir ainsi une
« voie qui permettrait de mieux explorer et d'aborder plus facile-
« ment le produit enkysté. — Cette opération préliminaire, qui fut
« pratiquée par M. Devillemur, dentiste, eut un résultat inattendu
« et définitif, car la dent, et avec elle la tumeur qui y était annexée,
« furent enlevées du même coup. »

M. Maisonneuve présenta la pièce à la Société de chirurgie le 11
juillet 1855, comme un exemple « de véritable exostose de la substance dentaire », et la déposa dans le musée Dupuytren, sous le
n° 384 B. — M. Forget désirant connaître la structure de cette tumeur, pria MM. Robin et Magitot de l'examiner au microscope. Une
tranche microscopique pratiquée par ces messieurs, et conservée
par M. Magitot, qui a bien voulu me la prêter, montra que la masse
morbide était presque exclusivement composée de cément. M. Forget
supposa, d'après cela, qu'il s'agissait d'une *tumeur intra-maxillaire
soudée à une dent molaire voisine*, et annonça dans le texte de l'observation que la coupe, pratiquée suivant l'axe de la dent, permettait
de constater la ligne d'intersection entre elle et la racine dentaire ;
mais le dessin ci-contre prouve au contraire que la racine faisait
partie intégrante de la tumeur. Ce dessin, copié sur une tranche

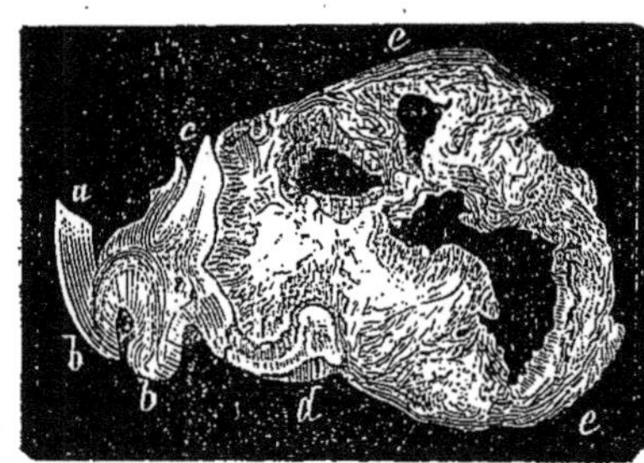

Fig. 17.

Odontôme radiculaire d'une molaire humaine (pièce
de M. Maisonneuve). — *a*, les restes de la couronne qui est profondément entamée par la
carie. — *b, b*, deux racines, courtes et massives,
mais ayant d'ailleurs la structure normale.
— *d*, la troisième racine faisant corps avec la
tumeur cémentaire et se prolongeant au-
dessous d'elle. — *ee*, l'odontôme cémentaire
présentant des cavités centrales irrégulières.

très-amincie où les tissus dentaires, vus par transparence, se
distinguent les uns des autres
par des aspects très-caracté-
ristiques, montre que la dent
malade est une dent à trois
racines ; deux d'entre elles, parfaitement dessinées, sont presque normales, à cela près
qu'elles sont trop courtes eu
égard au volume de la dent,
et trop massives eu égard à leur
longueur. La troisième, sur laquelle s'est développé l'odontôme, est au contraire très-
déformée ; elle se prolonge en
se recourbant au-dessous de la
tumeur, et se termine en *d*, où elle se renfle en forme de cor de
chasse. Du reste elle offre exactement la structure des deux autres
racines, c'est-à-dire qu'elle est constituée par une masse d'ivoire tout

à fait normal, revêtue, sur sa face libre ou convexe, d'une mince écorce de cément non moins normal. Par sa face profonde ou concave et par son extrémité, elle adhère d'une manière intime à la production accidentelle, qui est purement cémentaire ; mais le tissu osseux qui constitue cette masse morbide n'affecte pas la disposition du cément ordinaire. Elle n'est nullement stratifiée ; on y trouve un grand nombre de canalicules osseux à directions très-irrégulières ; enfin on aperçoit sur la coupe plusieurs grandes lacunes correspondant à des cavités creusées dans l'épaisseur de la tumeur, et privées de parois propres. Tous ces caractères indiquent qu'il s'agit d'une tumeur primitivement molle et vasculaire, qui, après avoir acquis tout son volume, après avoir déformé et étalé le prolongement de pulpe destiné à fournir l'une des racines de la dent, s'est irrégulièrement et incomplétement transformée en cément, pendant que la pulpe refoulée à sa surface produisait au-dessous d'elle la masse d'ivoire qui représente la racine proprement dite.

§ 5. — Odontômes composés.

Tous les odontômes peuvent évidemment rentrer dans l'un ou l'autre des quatre groupes qui précèdent ; tous en effet débutent nécessairement à une certaine époque de l'évolution des follicules dentaires, et doivent, dès lors, trouver leur place dans une division basée sur l'époque de leur début. Mais il y a des cas où la complexité des lésions laisse planer des doutes sur le mode de développement des odontômes. Ces cas sont très-rares, puisque jusqu'ici je n'en connais qu'un seul ; lorsqu'on en aura constaté plusieurs, il sera possible, selon toute probabilité, de les expliquer les uns par les autres : jusque-là il y aurait peut-être quelque inconvénient à les rapprocher des cas plus simples que nous venons de décrire.

Il serait superflu, sans doute, d'exposer ici dans tous ses détails l'observation de l'odontôme que je crois devoir désigner provisoirement sous le nom d'odontôme composé. Elle a d'ailleurs été publiée par M. Robin et par M. Forget, qui a donné en outre une belle planche où sont représentées la pièce et les particularités les plus frappantes de sa structure (1). Voici le résumé de ce fait sin-

(1) Robin, *Bulletin de l'Acad. impér. de médecine*, t. XXIV, p. 1205, et *Mémoires de la Société de biologie*, 1862, 3e série, t. IV, p. 216. — Am. Forget, *Étude histologique d'une tumeur fibreuse non décrite de la mâchoire inférieure.* Paris, 1861, brochure, in-4º avec une pl. Voy. aussi *Bull. de la Soc. de chirurgie*, 1re série, t. X, p. 60.

gulier. Un enfant de 12 ans fut présenté, en 1858, à M. Letenneur, de Nantes, qui constata l'existence d'une tumeur déjà volumineuse de la moitié droite du maxillaire inférieur, tumeur dont
le début avait eu lieu 15 mois auparavant. La dent canine et la
première molaire temporaires étaient en place; aucune autre dent
n'apparaissait au delà de cette dernière. Le diagnostic ayant paru
douteux, M. Letenneur invita les parents à lui ramener l'enfant
de temps à autre, mais on ne le lui présenta de nouveau qu'au
bout d'un an. La tumeur avait acquis le volume du poing. A sa
partie antérieure, on apercevait la canine et les premières petites
molaires permanentes, qui, bien que déviées, perforaient déjà la
muqueuse pour faire leur éruption. (La première petite molaire
temporaire, dont l'existence avait été constatée l'année précédente, était tombée depuis.) Aucune autre dent ne surmontait la
tumeur ; en d'autres termes, on n'apercevait ni la seconde petite
molaire, ni les deux premières grosses molaires, dont l'éruption
ne s'était pas effectuée. M. Letenneur diagnostiqua une tumeur
fibreuse du maxillaire inférieur, et résolut d'en pratiquer l'énucléation. Il excisa une partie de la coque osseuse, mais la tumeur était
si volumineuse, qu'il ne put l'extraire qu'après l'avoir divisée en
trois fragments (1). Du reste, l'énucléation fut parfaite. Deux mois
après, l'enfant, déjà guéri, pouvait mâcher ses aliments sans aucune
gêne. J'ai écrit à M. Letenneur, pour connaître la suite de l'observation. Il m'a répondu que son jeune opéré était mort de ménin-
gite aiguë, cinq ans après l'opération, sans avoir présenté la moindre
apparence de récidive.

La tumeur envoyée à M. Forget a été présentée à la Société de
chirurgie, et étudiée au microscope par M. Robin. Elle était surmontée de bosselures volumineuses que séparaient des sillons profonds. Elle était constituée, dans la plus grande partie de sa masse,
par un tissu d'apparence fibreuse ou fibroïde, où l'on trouvait; au
milieu d'une trame abondante de tissu fibreux, un grand nombre
de noyaux fibroplastiques ovoïdes, tout à fait pareils à ceux de la
pulpe dentaire. M. Robin n'hésita donc pas à considérer la tumeur
comme la conséquence d'une hypertrophie de cette pulpe.

Près de la base de la tumeur, et occupant une situation superficielle, existaient bon nombre de petites masses plus ou moins coniques,
plus longues que larges, principalement fibreuses, mais présentant
des points de consistance osseuse, et offrant toute l'apparence de

(1) M. Forget a rapproché ces trois fragments pour faire dessiner la tumeur comme
une seule pièce.

dents avortées. M. Forget en a indiqué quatre dans l'explication de sa planche, et on en aperçoit au moins cinq ou six sur la figure.

Jusqu'ici la description ne diffère pas de celle des odontômes odontoplastiques en voie de dentification; mais en disséquant la tumeur on y trouve trois dents molaires enkystées dans autant de cavités distinctes. L'une d'elles était parfaitement formée et complétement développée, et pouvait passer pour normale quoique son volume fût peut-être un peu exagéré. La seconde, située en avant, était une bicuspide complétement formée. La troisième, située au-dessous de la seconde, était encore une bicuspide; sa couronne était assez bien formée, mais elle n'avait pas de racine, et sa cavité s'ouvrait largement à l'extérieur. Enfin, des incisions plus profondes mirent à découvert deux tumeurs singulières, d'apparence osseuse, plus grosses que le bout du doigt, et enkystées dans deux cavités distinctes. La première présentait à sa base une masse dure et même compacte, constituée par du tissu osseux véritable ; l'extrémité opposée supportait plusieurs touffes de tissu fibreux qui pénétraient profondément dans la masse osseuse. La seconde tumeur présentait également à sa base une masse de tissu osseux, mais de l'autre extrémité émergeait une couronne dentaire parfaitement dessinée, et une coupe montra que cette dent était pourvue d'une racine unique, complète, bien formée, et longue de plus d'un centimètre, qui s'implantait dans la masse osseuse comme une dent s'implante dans son alvéole. Cette dent est désignée dans le texte de M. Forget, p. 13, sous le nom d'incisive, et sous le nom de petite molaire dans l'explication de la planche, p. 24. Cette légère contradiction laisse voir qu'elle ne présentait pas une forme très-caractéristique. Il y a enfin une particularité que M. Forget n'a pas signalée, mais qui est parfaitement évidente sur la figure : c'est l'existence de deux cavités très-circonscrites quoique peu régulières, au milieu de la masse osseuse, en dehors de la racine de la dent; elles renfermaient du tissu fibreux; ce n'étaient peut être que des follicules dentaires étouffés dans leur développement.

Ces deux tumeurs à base osseuse étaient évidemment de même nature. La seconde supportait une dent, et provenait par conséquent d'un follicule dentaire; la première, quoique dépourvue de dent, avait certainement la même origine. En y ajoutant les trois dents précédemment décrites, cela faisait déjà cinq follicules dentaires englobés dans la tumeur principale. Celle-ci provenait d'un sixième follicule; enfin la première petite molaire temporaire, dont l'éruption avait été normale, avait été remplacée avant l'opération

par la première petite molaire permanente, qui était indépendante
de la tumeur. Cela porte à huit le nombre des follicules dentaires
développés dans la région molaire, où les deux dentitions réunies
ne fournissent normalement que sept follicules. Il y avait donc au
moins un follicule surnuméraire. Voilà un premier point tout
à fait insolite. Nous avons parlé jusqu'ici des *bulbes* surnuméraires
des odontômes, mais nous n'avons pas encore signalé la formation
de *follicules* surnuméraires. Nous venons de démontrer qu'il y en
avait au moins un; mais tout permet de croire qu'en réalité il y en
avait au moins deux, représentés par les deux masses ostéo-den-
taires ou ostéo-fibreuses précédemment décrites.

Or, ces deux follicules surnuméraires n'avaient pas produit seulement les tissus fibreux ou dentaires qui se développent pendant
l'évolution des bulbes. Une masse osseuse, compacte, dont l'étude
microscopique n'a malheureusement pas été faite, mais qui me paraît pouvoir être considérée comme une formation cémentaire, s'était
développée au fond de chacun de ces follicules. J'ai lieu de croire que
ce cément avait été produit par la base des follicules qui est, comme
on sait, chez l'homme, l'agent exclusif de la formation du cément.

Je suis donc disposé à interpréter ce fait de la manière suivante :

1° Un odontôme odontoplastique, avec formation de bulbes
secondaires multiples, a pris naissance dans le follicule de l'une
des dents molaires, probablement de la seconde molaire permanente. Plusieurs des bulbes secondaires de cet odontôme étaient
en voie de dentification, lorsque l'opération a été pratiquée.

2° La tumeur, en s'accroissant, a détruit les cloisons alvéolaires
qui la séparaient des follicules voisins, et a englobé ces follicules ;
de là les trois dents molaires qui étaient enkystées vers la partie antérieure de la tumeur, et qui représentent la seconde bicuspide temporaire, la seconde bicuspide permanente incomplétement développée, et la première grosse molaire.

3° Enfin deux follicules dentaires surnuméraires se sont développés dans l'épaisseur de la tumeur, et ont produit chacun un bulbe
dentaire entouré d'une masse de cément. Il en est résulté deux
petites tumeurs qui étaient isolées au milieu de la tumeur principale, et que je considère comme constituant une variété toute spéciale, et jusqu'ici sans analogue, d'odontômes cémentaires.

M. Forget a interprété tout autrement ces deux tumeurs isolées ;
il les a considérées comme provenant de deux alvéoles normaux,
d'abord hyperostosés, puis séquestrés, et devenus libres au sein

de la tumeur principale (1); mais d'une part, la paroi osseuse des alvéoles ne constitue pas un organe séparable ; et d'une autre part, il suffit de compter, comme nous l'avons fait, les dents qui se sont plus ou moins régulièrement formées dans la région molaire, pour reconnaître qu'il s'est développé au moins un et probablement deux follicules surnuméraires ; on va voir en outre que les follicules surnuméraires sont exposés bien plus encore que les follicules normaux, à devenir le siége du travail d'hypergénèse qui produit les odontômes.

§ 6. — Odontômes hétérotopiques.

Je désigne sous ce nom les odontômes développés dans des follicules dentaires surnuméraires. Ceux-ci occupent tantôt la région maxillaire, et tantôt une région plus ou moins éloignée des mâchoires. Dans l'un et l'autre cas, ils sont dus à un travail hétérotopique ; car ce qui constitue l'hétérotopie, ce n'est pas la distance plus ou moins grande qui sépare le tissu ou l'organe nouveau des parties semblables qui rentrent dans le plan normal de l'économie : c'est l'absence de continuité entre la production accidentelle et les parties normales dont elle reproduit la structure. Une dent surnuméraire qui se développe dans les mâchoires à quelques millimètres des autres dents, est hétérotopique au même titre que celle qui naît sur l'os temporal, à cela près que l'écart de formation est plus considérable dans le second cas que dans le premier.

Chez l'homme, les dents surnuméraires (qu'on ne doit pas confondre avec les kystes dentaires, dits fœtaux) ne se développent guère que dans les mâchoires ; je dirais même qu'elles ne se développent jamais ailleurs, si je m'en rapportais aux faits qui me sont connus. Mais, chez les animaux herbivores, il n'est pas extrêmement rare de les rencontrer dans d'autres parties de la tête ; elles affectent d'ailleurs, ordinairement, des relations assez étroites avec le squelette, dans lequel elles sont quelquefois très-solidement implantées. Leur siége presque constant est la région de l'os temporal et les parties adjacentes du pariétal, de l'occipital et du sphénoïde. On en a vu, toutefois, qui adhéraient non au squelette, mais au cartilage scutiforme, qui fait partie de la base de la conque de l'oreille. Elles sont en général uniques, cependant il en existait deux, par-

---

(1) Forget, *Étude histologique d'une tumeur fibreuse*, etc. Paris, 1864, in-4°, p. 16.

faitement symétriques, chez le cheval dont MM. Robin et Georges Félizet ont publié l'observation. Il y avait, dans ce cas, une autre circonstance remarquable et insolite : c'est que la production osseuse dans laquelle s'implantait la dent surnuméraire droite, renfermait dans son épaisseur deux autres petites masses dentaires, entièrement incluses dans le tissu osseux et sans communication avec l'alvéole de la grosse dent. Il y avait donc en réalité, de ce côté-là, trois follicules dentaires surnuméraires, dans une masse osseuse qui représentait comme une petite mâchoire (1).

Les dents surnuméraires de l'homme, par cela même qu'elles occupent la région de la mâchoire, tendent en général à faire leur éruption, et la font quelquefois sans aucun accident. Mais les dents temporales ou péri-temporales des herbivores ne peuvent se comporter de la même manière ; en soulevant les parties molles, elles forment une tumeur plus ou moins volumineuse, qu'accroît encore l'induration inflammatoire des tissus adjacents. Plus elles grandissent, plus la tension et l'inflammation augmentent ; enfin il se forme un abcès et il reste une fistule.

Ces dents surnuméraires des herbivores peuvent avoir une conformation presque normale. Dans le cas de MM. Robin et Félizet, la dent principale du côté droit avait l'apparence d'une molaire, mais la structure d'une incisive. On y trouvait une racine qui était encore en voie d'accroissement, et une couronne pourvue d'un cornet dentaire plein de cément, avec un émail central et un émail d'encadrement. L'animal était un cheval de 18 mois. Dans le cas de Mage-Grouillé, un abcès s'étant formé, chez une pouliche de trois ans et demi, entre l'oreille gauche et la salière, on pratiqua une incision qui mit à nu une dent molaire solidement implantée dans l'os. Cette dent fut arrachée ; elle avait 6 centimètres de long, et 9 de circonférence ; « on y distinguait parfaitement l'émail, la couronne et les cannelures (2). » Dans un cas cité par Berger-Perrière, il survint, chez un agneau, un abcès qui s'ouvrit dans l'oreille droite, et resta fistuleux. A travers cette ouverture, on fit l'extraction d'une dent incisive caduque parfaitement conformée (3).

On voit que les dents surnuméraires peuvent se développer d'une manière à peu près régulière, et représenter assez exactement la

<hr>

(1) *Comptes rendus de la Société de biologie*, 1863, p. 167 (sér. III, t. V).

(2) Fromage de Feugré, *Correspondance sur les animaux domestiques*, 1811, t. IV, p. 267, cité par Goubaux dans *Recueil de médecine vétérinaire*, t. XXXI, p. 73. Paris, 1854, in-8°.

(3) *Recueil de méd. vétérinaire*, 1835, t. XII, p. 586.

structure et la forme de telle ou telle dent normale. Mais leurs follicules ont une tendance marquée à subir un développement hypertrophique, et à produire, au lieu de dents bien conformées, de véritables odontômes, que je décrirai sous le nom d'odontômes hétérotopiques. J'ai lieu de croire que chez l'homme cette évolution est très-exceptionnelle, car je n'en connais qu'un seul exemple, quoique les sur-dents ne soient pas extrêmement rares; mais les follicules dentaires extra-maxillaires des herbivores, si je puis m'en rapporter aux observations publiées, produisent bien plus souvent des odontômes que des dents figurées.

Le fait observé chez l'homme a été publié par M. James Salter, dans un travail que j'ai déjà cité (1). Chez un gentleman de 35 ans, qui éprouvait une très-vive douleur à l'angle de la mâchoire droite, M. Salter trouva, *derrière la dent de sagesse*, une petite masse irrégulière, d'apparence osseuse, qui perçait la gencive. Il l'enleva aisément, croyant extraire un séquestre ; mais c'était une petite masse dentaire à peu près ronde, où l'on ne distinguait ni racine ni couronne, et dont la face superficielle était hérissée d'un très-grand nombre de petites végétations, très-irrégulières et très-inégales en volume, sortes de papilles plus ou moins digitiformes, parfaitement blanches et couvertes d'émail. M. Salter considéra cette pièce comme une *dent verruqueuse*, sans la distinguer de celles que j'ai décrites sous le nom d'*odontômes coronaires partiels*. Mais l'absence de toute couronne ou partie de couronne prouve qu'il s'agissait, en réalité, d'un odontôme odontoplastique dentifié, développé dans un follicule surnuméraire. Ce qu'il y a de plus curieux, c'est que, quelque temps après, une seconde masse dentaire, exactement pareillé à la précédente, se fit jour à travers la gencive, et prit la place de la première : c'était un second follicule surnuméraire développé en odontôme odontoplastique comme le premier. Ces deux tumeurs, la seconde certainement, et probablement aussi la première, se sont développées longtemps après l'éruption de la dent de sagesse, c'est-à-dire longtemps après la limite que nous avons assignée au début le plus tardif des odontômes. Mais cette limite n'est évidemment applicable qu'aux odontômes des follicules normaux, puisque les follicules surnuméraires peuvent se former jusque dans l'âge adulte. Maintenant, il n'est pas étonnant que les germes dentaires qui naissent ainsi après la fin de la croissance,

(1) *Contribution to Dental Pathology* dans *Guy's Hospital Reports*, ser. III, vol. IV, 1858, p. 279, et pl. I, fig. 3 et 4.

aient une évolution moins active que les autres, et que les odontômes dont ils deviennent le siége puissent se restreindre à un
très-petit volume. C'est pour cela, sans doute, que les deux odontômes du sujet observé par M. Salter, étaient moins gros que la
plus petite dent molaire, tandis que les odontômes odontoplastiques des follicules normaux sont toujours bien plus volumineux
que les dents dont ils tiennent la place.

Les odontômes des follicules surnuméraires de la région temporale des herbivores peuvent au contraire acquérir un volume considérable. Leur évolution et leurs caractères anatomiques ne
diffèrent pas essentiellement de ceux des odontômes maxillaires.
Tantôt ils débutent pendant la période coronaire, et alors ils revêtent plus ou moins, dans une partie variable de leur étendue, la
forme d'une dent figurée ; tantôt ils naissent avant la formation de
la couronne, pendant la période odontoplastique, et alors ils constituent, après dentification, des masses informes, où l'émail, le
cément et l'ivoire sont répartis de la façon la plus irrégulière,
comme cela a lieu dans les odontômes odontoplastiques des mêmes
animaux.

Comme exemple d'odontôme coronaire hétérotopique, je citerai
un cas de M. Martin. Ce vétérinaire constata sur une pouliche
l'existence d'une tumeur du volume d'un œuf de dinde, qui occupait la région temporale gauche, à égale distance de l'œil et de l'o-
reille, et dont le début remontait à 15 mois. Une fistule qui abou-
tissait à l'oreille fut incisée, et M. Martin mit à découvert une
masse ossiforme qui adhérait fortement au pariétal, et qu'il arracha avec des *trichoises*. Cette tumeur singulière, qui offrait quelque
ressemblance avec une molaire, présentait à sa surface des trous qui
renfermaient, au moment de l'opération, une matière gélatineuse.
M. Martin diagnostiqua une tumeur produite par l'ossification du
cartilage scutiforme de l'oreille. M. Reynal, analysant l'observation,
contesta ce diagnostic, et pensa, avec raison, qu'il s'agissait d'une
dent molaire développée dans l'épaisseur du pariétal. Mais il est
clair que cette dent devait être singulièrement monstrueuse, puisque l'auteur de l'observation l'avait prise pour une production
osseuse. Du rapprochement des deux diagnostics, il résulte pour
moi que la tumeur, dont le volume excédait d'ailleurs de beaucoup
celui de la plus grosse des molaires, était un odontôme coronaire
développé dans un follicule surnuméraire (1).

(1) Voy. l'observation analysée par M. Reynal, dans *Recueil de médecine vétérinaire*, mai 1853, p. 366.

M. Goubaux cite sommairement un fait analogue observé par M. Gurlt de Berlin (1).

L'adhérence de l'odontôme avec le pariétal était considérable dans le cas de M. Martin; elle l'était bien plus encore dans un cas observé en 1848 par M. Goubaux, et publié par lui, en 1854, dans son important mémoire sur les *Aberrations dentaires des animaux domestiques* (2). En ouvrant le crâne d'un cheval, M. Goubaux trouva du côté gauche, dans l'épaisseur de la partie postérieure du sphénoïde, et au niveau de la suture occipito-temporale, deux tumeurs étranges qui sont déposées aujourd'hui dans le musée d'Alfort. La première, irrégulièrement cylindrique, épaisse de 36 millimètres, longue de 51, faisait une forte saillie dans l'intérieur du crâne. La seconde, sphéroïdale, de 45 millimètres de diamètre, faisait au contraire saillie en dehors, en soulevant une mince lame osseuse papyracée qui la séparait du péricrâne. Une coupe pratiquée à grand'peine sur cette dernière tumeur montra qu'elle se composait d'une masse d'ivoire, au milieu de laquelle se dessinaient des rubans d'émail. Une tranche détachée pour l'étude microscopique, et étudiée par M. Goubaux, avec le concours de MM. Mandl et Oudet, permit de constater d'une manière irrécusable l'existence de l'ivoire et celle de l'émail. Cela nous suffirait déjà pour affirmer qu'il s'agit d'un odontôme; mais M. Goubaux n'ayant pratiqué qu'une coupe partielle, et n'ayant pu étudier ainsi qu'un segment détaché de la tumeur la plus extérieure, la description de la lésion restait incomplète; et je ne saurais trop remercier M. Nicolet, conservateur du musée d'Alfort, qui a bien voulu, avec l'assentiment de MM. les professeurs Goubaux et Bouley, m'autoriser à compléter l'étude de cet odontôme, et à pratiquer une coupe d'ensemble qui a divisé à la fois les deux tumeurs principales. J'ai reconnu ainsi qu'il existe dans la région comprise entre le sphénoïde et l'occipital, non pas deux, mais quatre tumeurs distinctes, contiguës les unes aux autres en certains points, et séparées en d'autres points par des lamelles osseuses papyracées, qui émanent des os du crâne, et qui forment autour d'elles des kystes osseux incomplets. Deux d'entre elles présentent une légère mobilité. Trois d'entre elles se composent à la fois d'émail, d'ivoire et de cément, dont j'ai constaté l'existence sur des tranches microscopiques, et qui d'ailleurs se reconnaissent à l'œil nu sur la surface des coupes. La quatrième

(1) *Ibid.*, 1854, p. 76.
(2) *Recueil de médecine vétérinaire*, 1854, t. XXXI, p. 71.

est exclusivement cémentaire au niveau de la coupe, mais il est probable que dans d'autres points elle renferme aussi les deux autres tissus dentaires. Quoi qu'il en soit, il me paraît certain que cette lésion compliquée est constituée par la réunion de quatre odontômes développés dans quatre follicules dentaires surnuméraires. Ces odontômes hétérotopiques renferment les trois tissus dentaires, mais ne présentent nulle part la forme de couronnes figurées, et doivent être par conséquent rangés au nombre des odontômes odontoplastiques. Quant à la multiplicité des follicules surnuméraires qui ont été simultanément le siége du travail d'hypergénèse dentaire, elle n'a rien qui doive nous surprendre, puisque nous avons vu, dans l'observation de MM. Robin et Félizet, trois de ces follicules très-rapprochés les uns des autres et rendus incontestables par les trois dents figurées qu'ils avaient produites.

TABLE DES MATIÈRES

PREMIÈRE PARTIE

DES ODONTOMES EN GÉNÉRAL

§ 1. Définition.. 3

§ 2. Anatomie et physiologie des bulbes dentaires..................... 6

§ 3. Division et classification des odontômes......................... 24

§ 4. Étude générale des odontômes.................................... 29

§ 5. Historique.. 44

SECONDE PARTIE

DES PRINCIPALES VARIÉTÉS D'ODONTOMES

§ 1. Odontômes... 59

§ 2. Odontômes odontoplastiques...................................... 62

    A. Odontômes odontoplastiques cémentaires...................... 62

    B. Odontômes odontoplastiques bulbaires....................... 67

§ 3. Odontômes coronaires.. 77

    A. Odontômes coronaires cémentaires........................... 78

    B. Odontômes coronaires pulpaires (ou dentinaires)............ 85

§ 4. Odontômes radiculaires.. 90

§ 5. Odontômes composés.. 93

§ 6. Odontômes hétérotopiques.. 97

FIN DE LA TABLE DES MATIÈRES.

Corbeil, typ. et stér. de Crété.

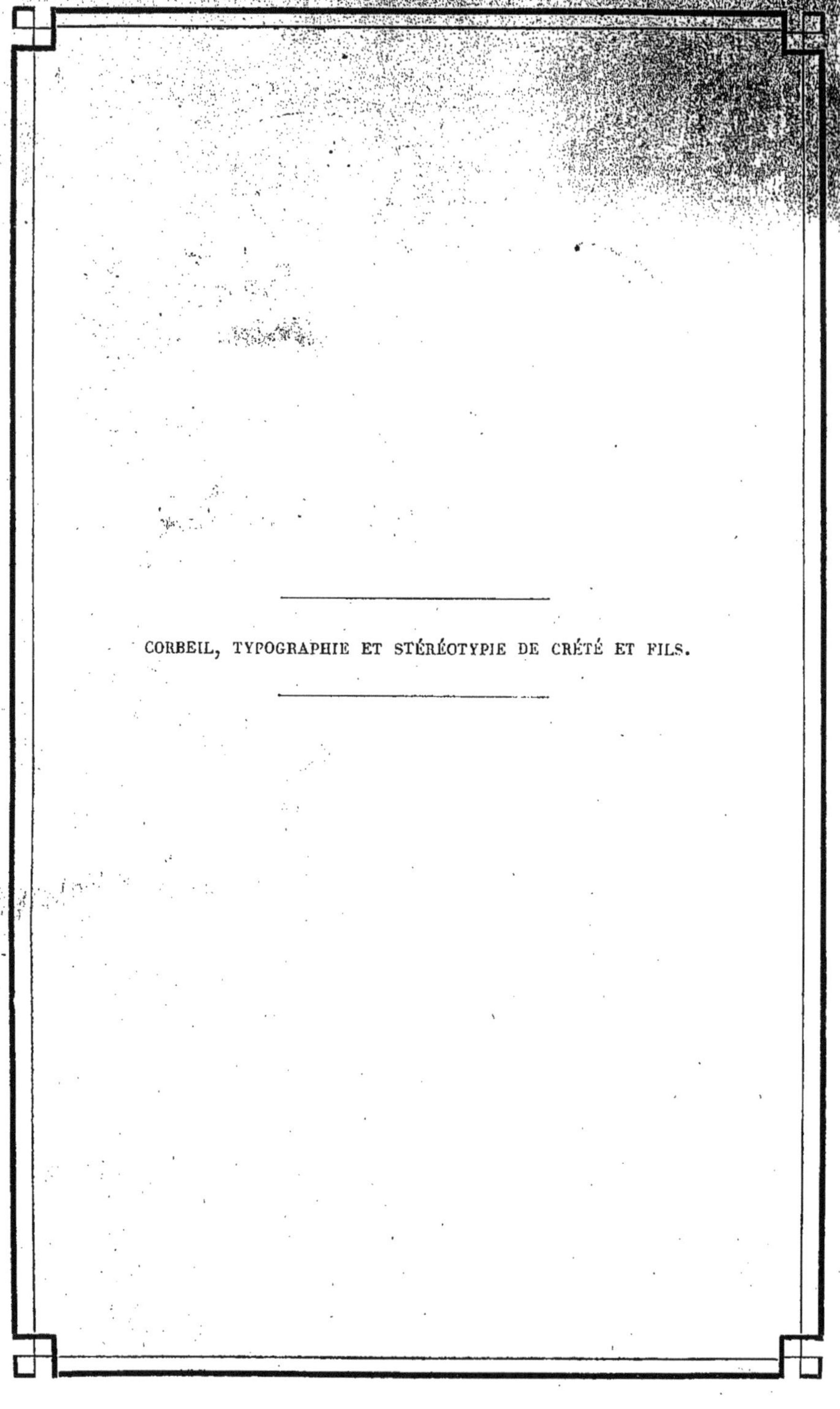

CORBEIL, TYPOGRAPHIE ET STÉRÉOTYPIE DE CRÉTÉ ET FILS.